健康ライブラリー　イラスト版

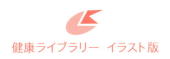

なかなか治らない
難治性のうつ病を治す本

杏林大学名誉教授
はるの・こころみクリニック院長
田島　治 監修

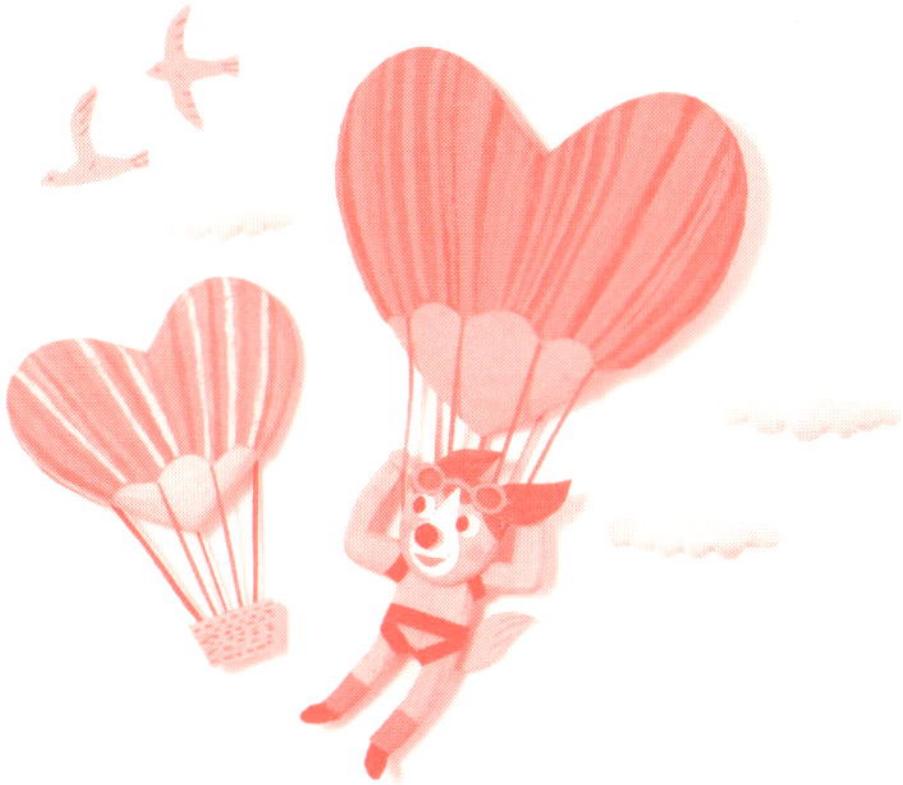

講談社

はじめに

うつ病や双極性障害と診断され治療を受ける方の数は年々増え、二〇一七年の調査では、推計一二七万六〇〇〇人にもなります。

うつ病の患者さんの多くは数ヵ月から長くとも二年以内に回復することが示されていますが、長年まじめに治療を受けているのに治らない方も身近にたくさんいる時代になりました。五年、一〇年どころか二〇年以上も治らない難治のうつ病に悩む方は少なくありません。

うつ病は精神医学における風邪のようなものであるといったのはアメリカの心理学者セリグマンで、一九七三年のことですが、今では仕事や家事など通常の社会生活ができずに長期にわたる療養生活を送る方、障害年金をもらって障害者として生活する方が世界中で増えて大きな問題となっています。

なかなか治らないのは薬のせいではないかという疑問が起こり、減薬・断薬がブームになったのは当然のことかもしれません。現在では向精神薬の多剤処方や長期の漫然処方が保険診療の面から規制されるようになりましたが、その一方で減薬や断薬に失敗して病状が悪化し、苦しむ方も非常に多くなり、対策が必要になっています。

なぜうつ病は治らない病気になってしまったのでしょうか。うつの陰に隠れていた双極性障害を見逃していたせいでしょうか。もちろん双極性障害に診断が変更されて薬が替わりよくなる方もいますが、今度は一生病気と付き合っていきましょうと言われて絶望する方もいます。

長年回復しないまま療養生活を送り、元気なときの自分や希望を見失っている方に伝えたいのは、うつ病は決して治らない病気ではないし、進行する病気ではないということです。病気のせいと思っている症状のかなりが、じつは飲んでいる薬や長期の療養生活のせいです。自分は治らないというあきらめ、他力本願から抜けることが必要です。うつ病や軽い気分高揚を伴う双極性障害は、どんなに長引いていても工夫しだいで回復する病気です。

この本を読んで人生に対する希望と愛を取り戻し、医者や薬と縁が切れて普通の生活ができることを目指していただければ幸いです。

杏林大学名誉教授、はるの・こころみクリニック院長
田島　治

なかなか治らない難治性のうつ病を治す本

もくじ

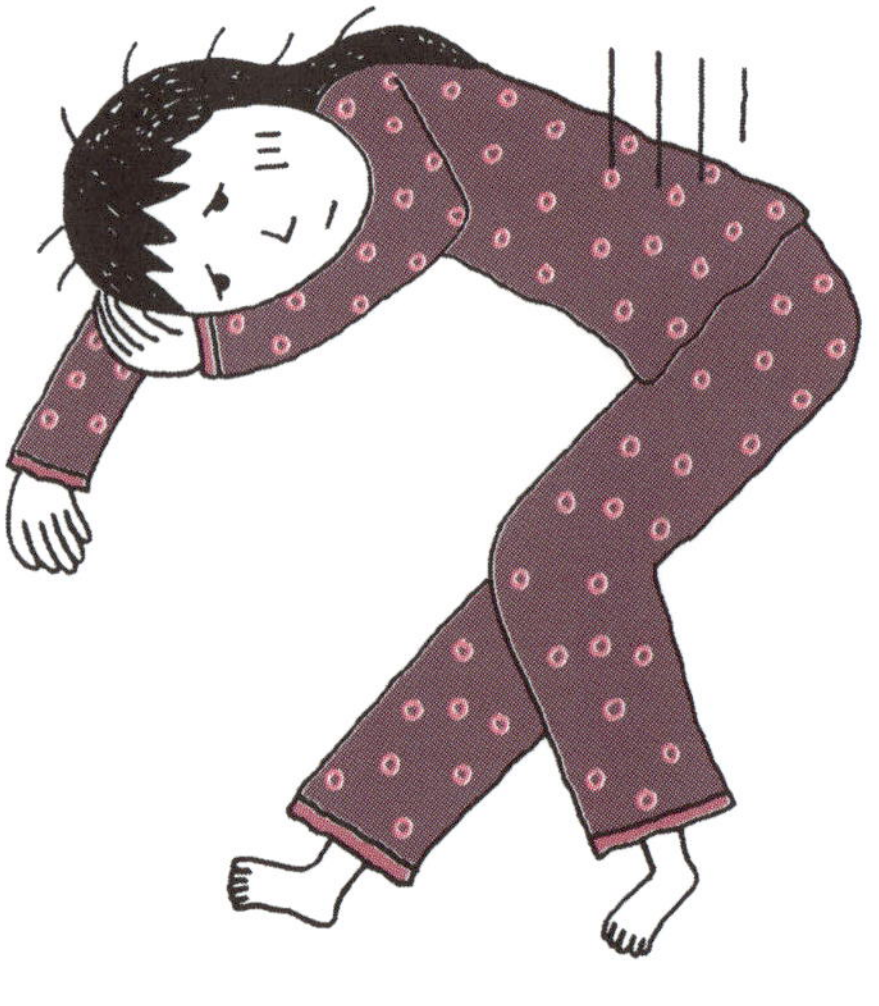

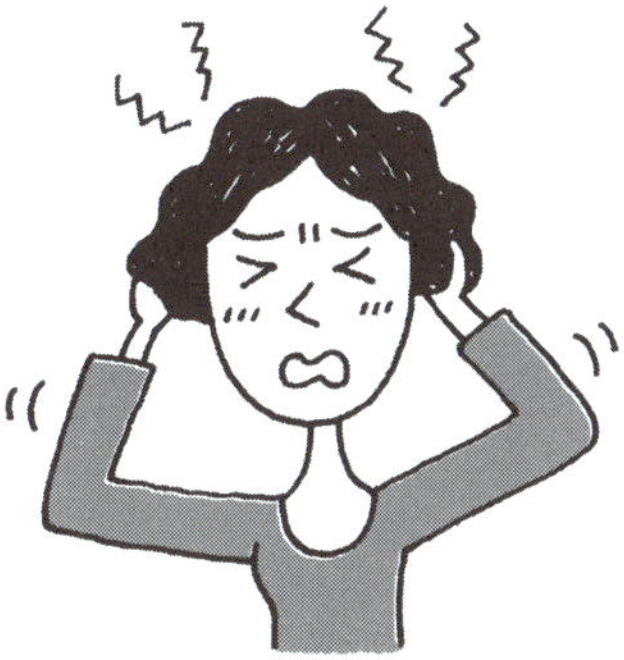

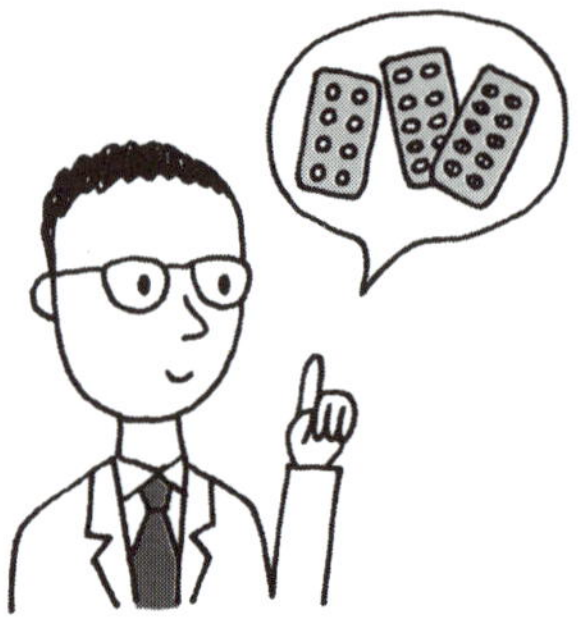

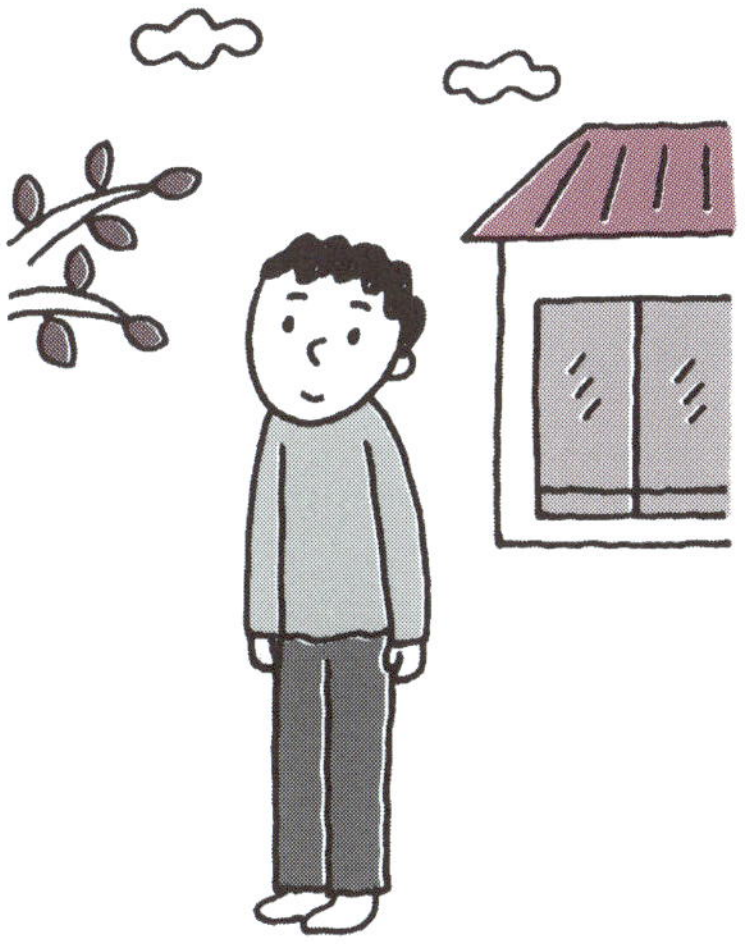

Aさんのケース

二〇年以上も寝たり起きたりの生活だった

Aさんのプロフィール
会社勤めをやめて出産後に抑うつ気分が強くなり、30歳ごろにうつ病と診断。ずっと調子が悪かったが、ようやく回復した。今は55歳

片道1時間半の通勤に疲れて

Aさんは短大卒業後、実家の近くの会社に就職したのですが、実家が引っ越し。通勤時間が1時間半になり、通勤だけで疲れはててしまいました。

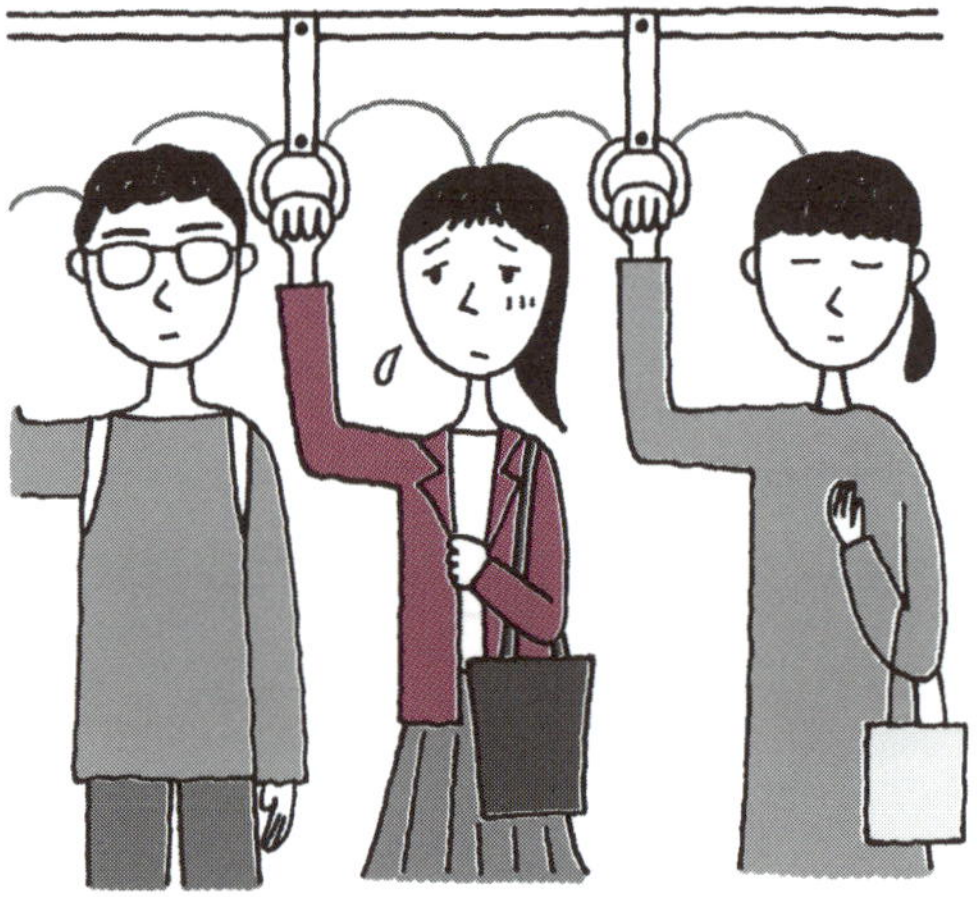

もともと体力には自信がなかった

子どもができたのでやめたのだが

結婚したAさん。まもなく出産のため退職しました。ところが、生活が一変したためか、産後に抑うつ状態に陥ってしまったのです。

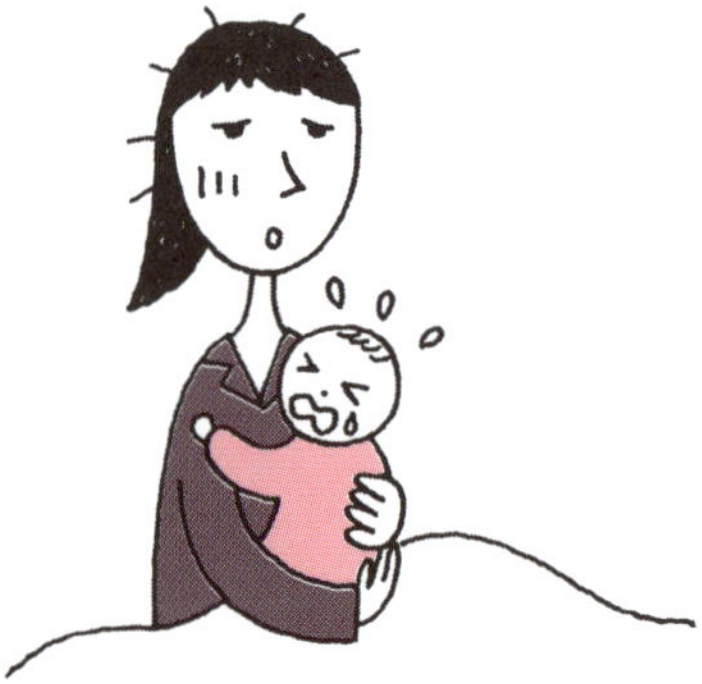

「産後うつ」と呼ばれる
状態だったようだ

家事と育児に疲れはて

抑うつ気分は晴れないまま、家事と育児の負担は重くなる一方。Aさんは、なにごともきちんとしないといやなタイプだったので、一日中休むことができないと感じていました。

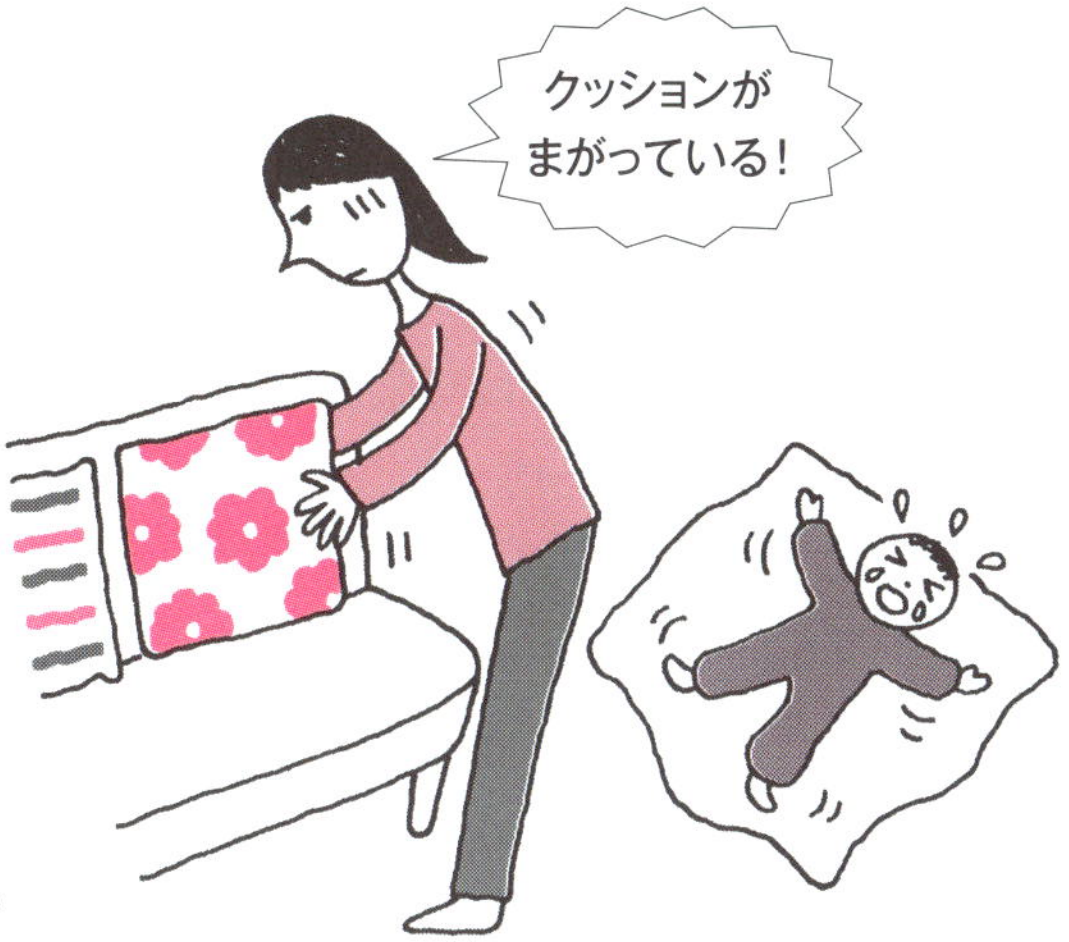
クッションがまがっている!

抑うつ気分だけでなく、みょうにイライラするようになった

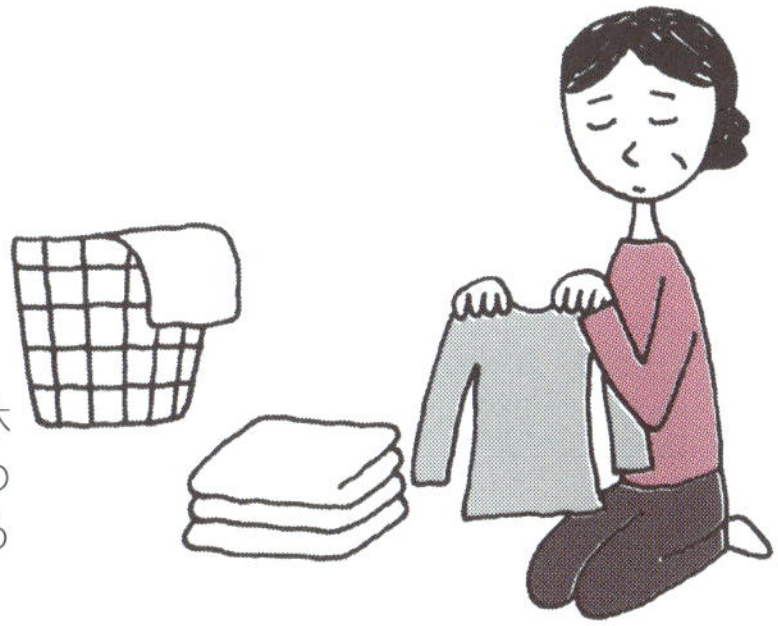

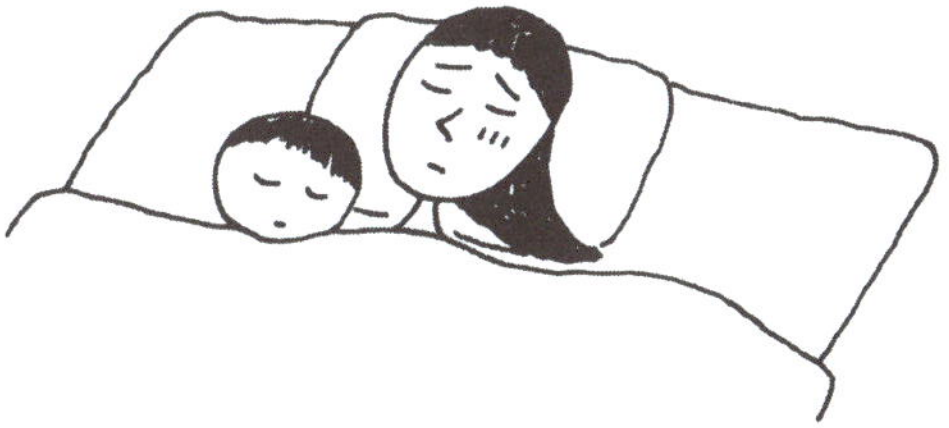

うつ病には薬と休養が必要だと言われ、ゆっくり寝ることにした

実家から母が手伝いに来てくれた

自分でもへんだと思い、受診したところ、うつ病と診断。母親にＳＯＳを出して、週に５日、通ってもらうことになりました。

なにもできずに寝ているだけに

子どもが大きくなっていくのに動けないAさん。保護者会など、子どもに関する用事もできません。薬の量も種類も増えていきましたが、やはり元気は戻りませんでした。

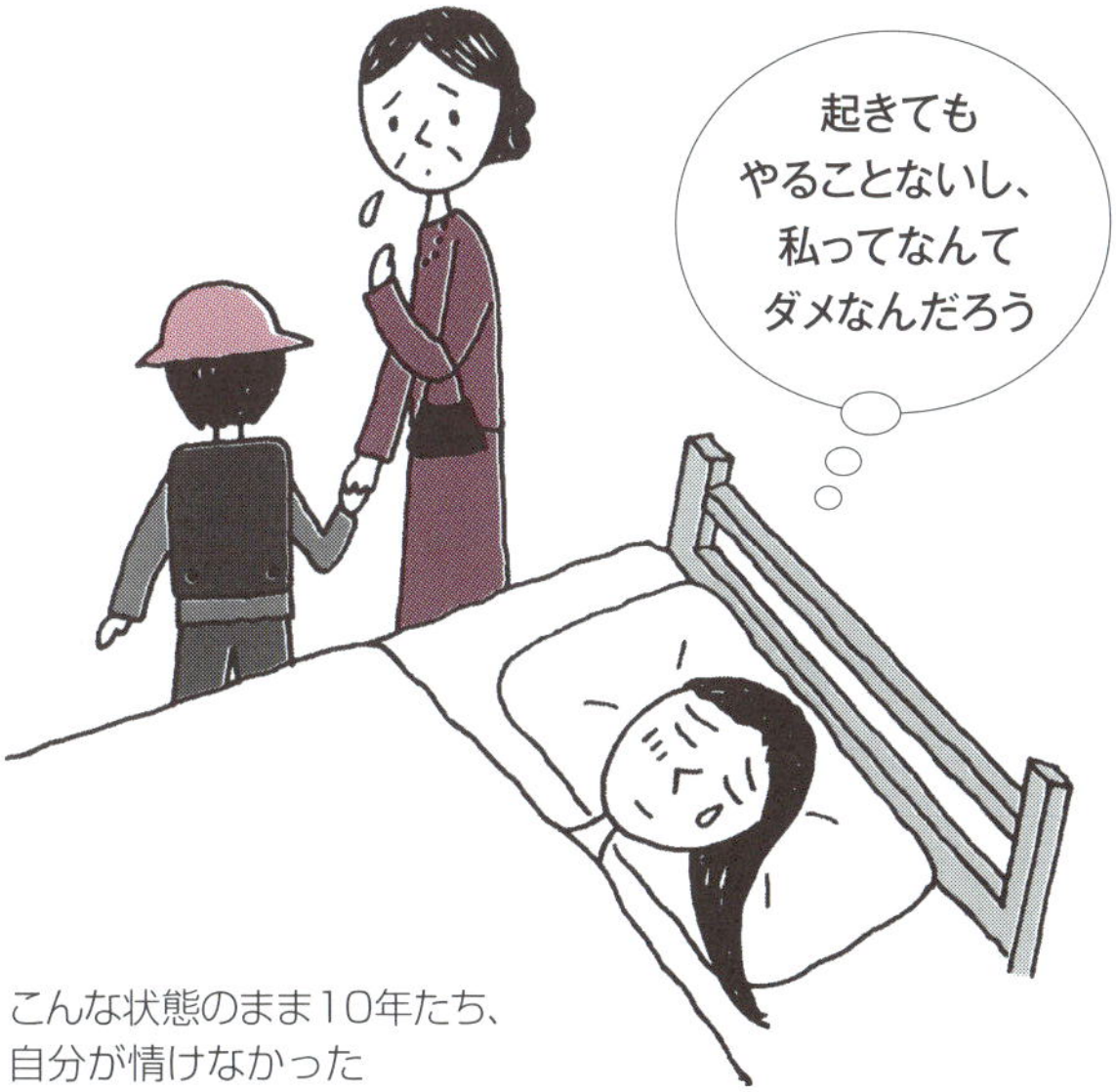
起きても
やることないし、
私ってなんて
ダメなんだろう

こんな状態のまま10年たち、自分が情けなかった

大量服薬をくり返していた

「なんのために生きているんだろう」と苦しみ、「こんな自分は生きている価値がない」と、薬を大量に飲んでしまうことがありました。

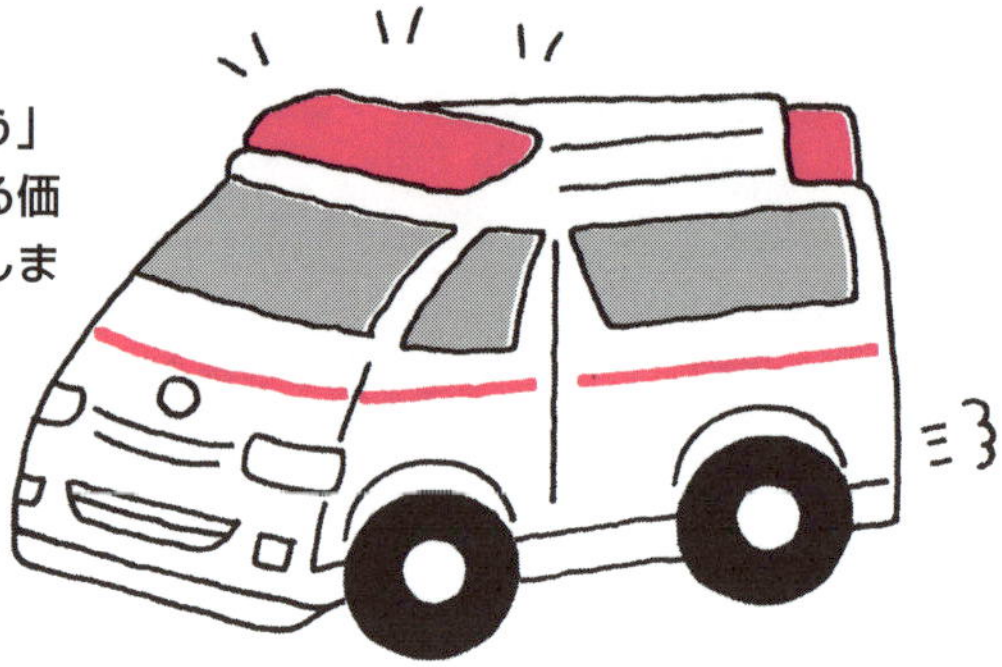

救急車を呼んだことも、1度や2度ではなかった

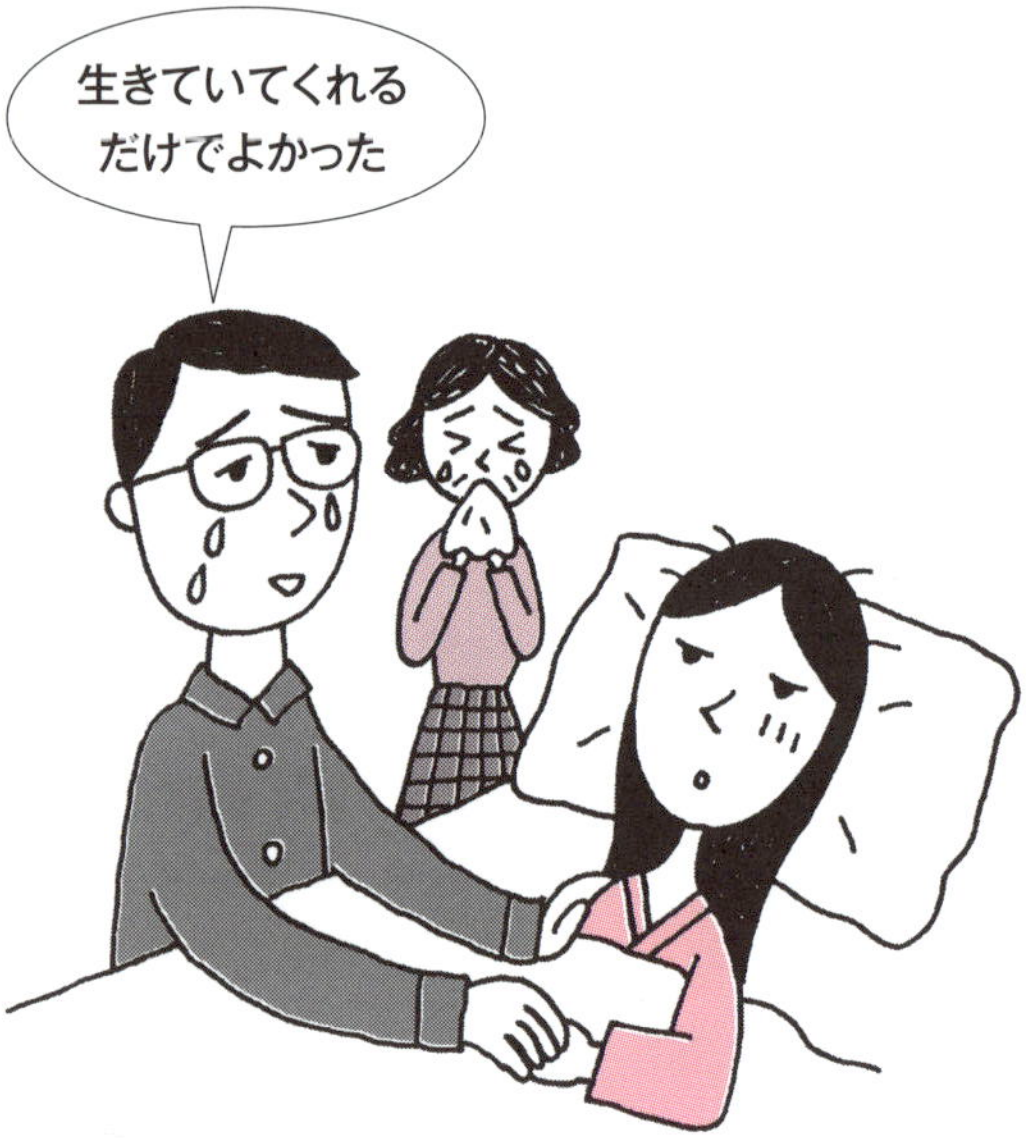
生きていてくれるだけでよかった

その頃には母親は住み込みで家事をしていた。夫も家事や育児をやってくれていた

家族はいつも支えてくれた

家族はとても心配してくれたのに、Aさんはすべてがむなしく、どうでもいいと投げやりな気持ちもありました。そんなあるとき、夫のひと言で救われたのです。

医師を替えてみることにした

家族のすすめで、医師を替えることにしました。新しい主治医に経緯を話したら、薬を少し減らすことになり、何度目かの診察のとき、アドバイスされたのです。

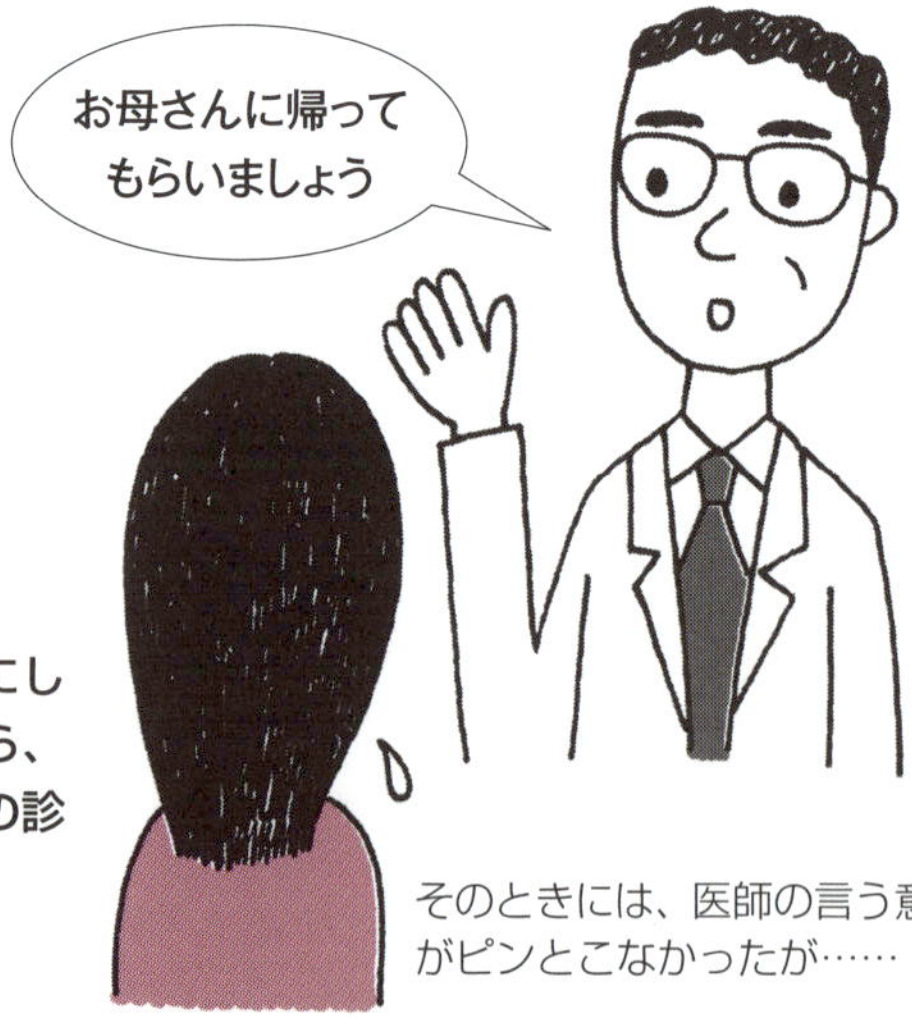
お母さんに帰ってもらいましょう

そのときには、医師の言う意味がピンとこなかったが……

自分の役割を思い出した

しばらくして、医師から「一家に主婦が2人になっている」と言われた意味がわかりました。そこで、母親と相談して、少しずつ家事を始めることにしました。

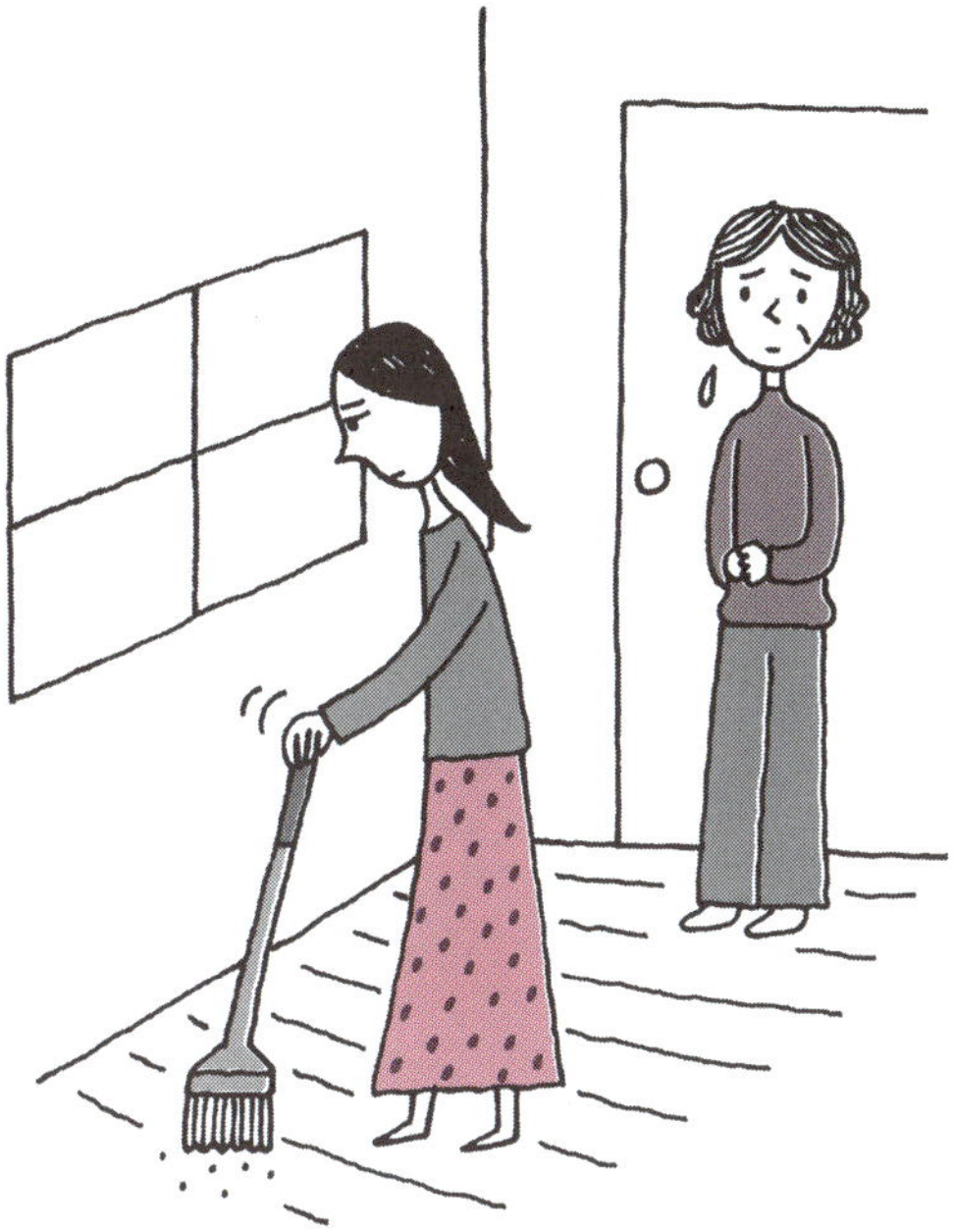

最初はとても疲れて、休み休みでないとできなかった

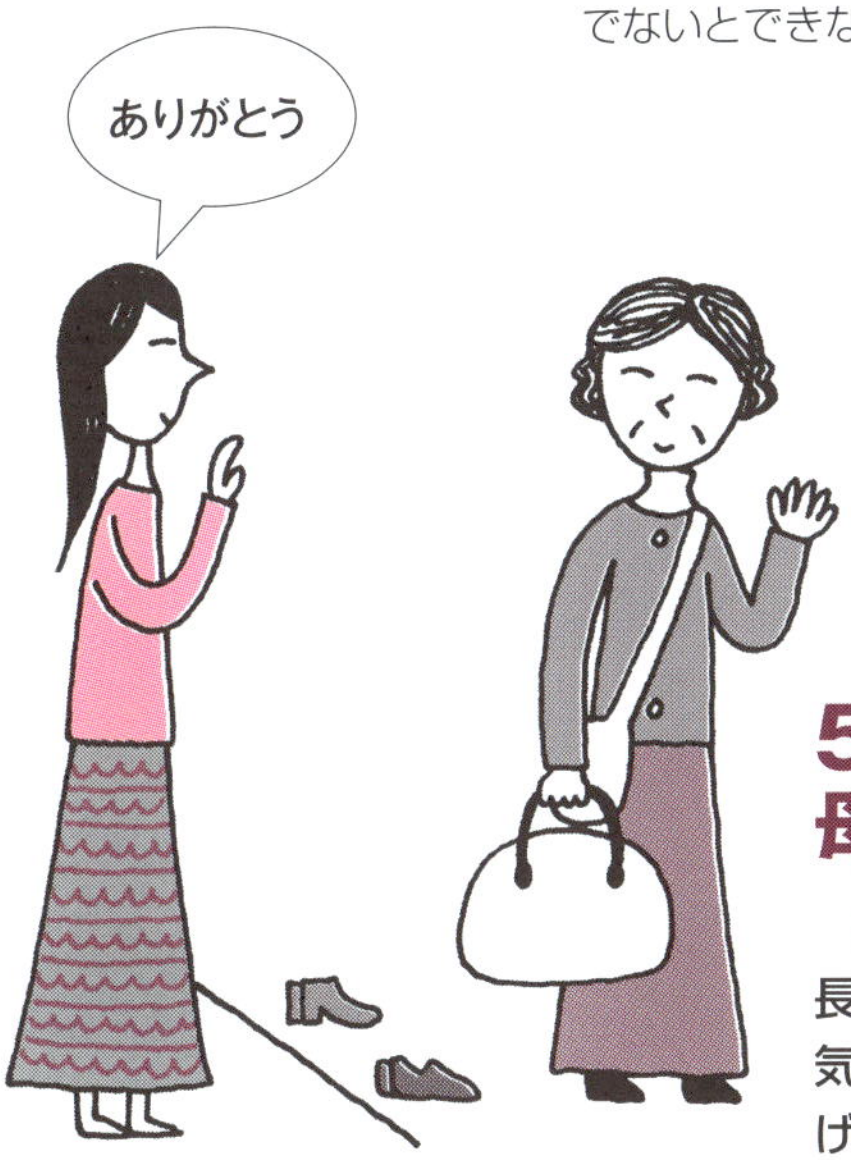

実家では父親も待ってくれていた

5年ぐらいたったころ母親は自宅に戻れた

家事を普通にできるようになるまで長い年月がかかりましたが、母親は根気よく見守ってくれました。そのおかげで、ようやく母親に実家へ戻ってもらうことができました。

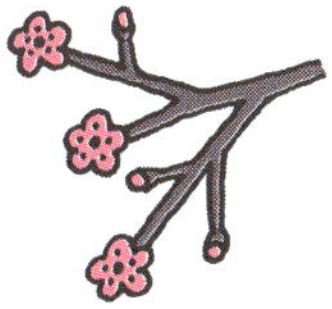

今は「好きなこと」ができるようになった

今は主婦として生活できています。医師からは「好きなことをしなさい」と言われていて、今日は電車に乗って、梅の花が有名な公園に行きます。

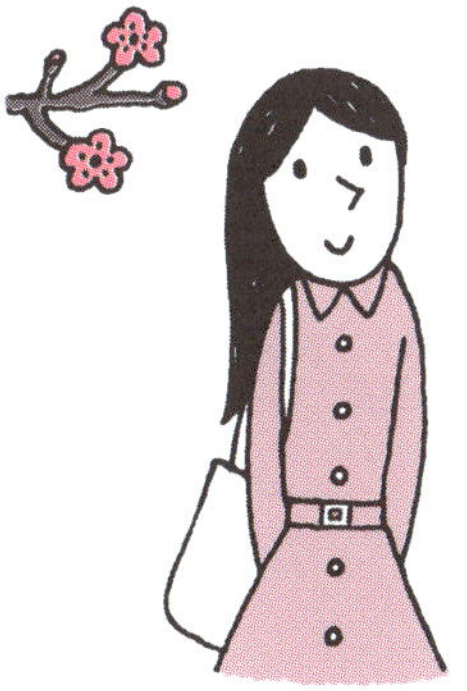

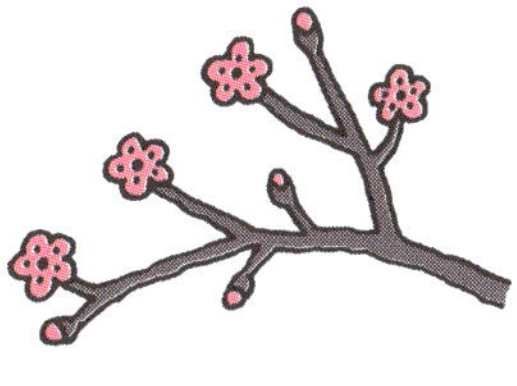

量は減ったが今も薬は3種類飲んでいる。これから薬ゼロをめざす

Bさん のケース

双極性障害という診断に希望を失って

Bさんのプロフィール
高校の教師だったが、うつ病のために退職。途中で双極性障害に診断が変わったが診断に疑問をもち、転院。今は36歳。回復して１児の母に

人間関係がうまくいかず……

学生時代からの夢だった教師になれ、がんばって働いていたBさん。ところが学校では保護者対応や先輩・同僚とのつきあいに疲弊。2年目にはすっかり心がくじけていました。

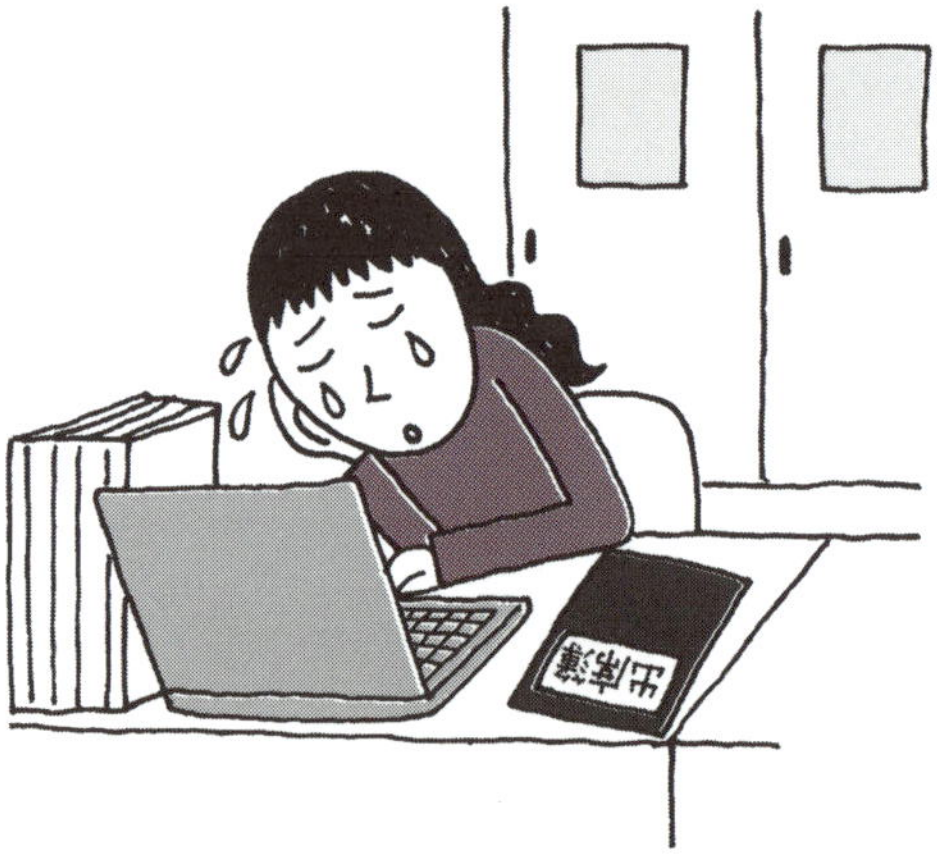

毎日泣いて暮らすようになり、周囲が受診をすすめてくれた

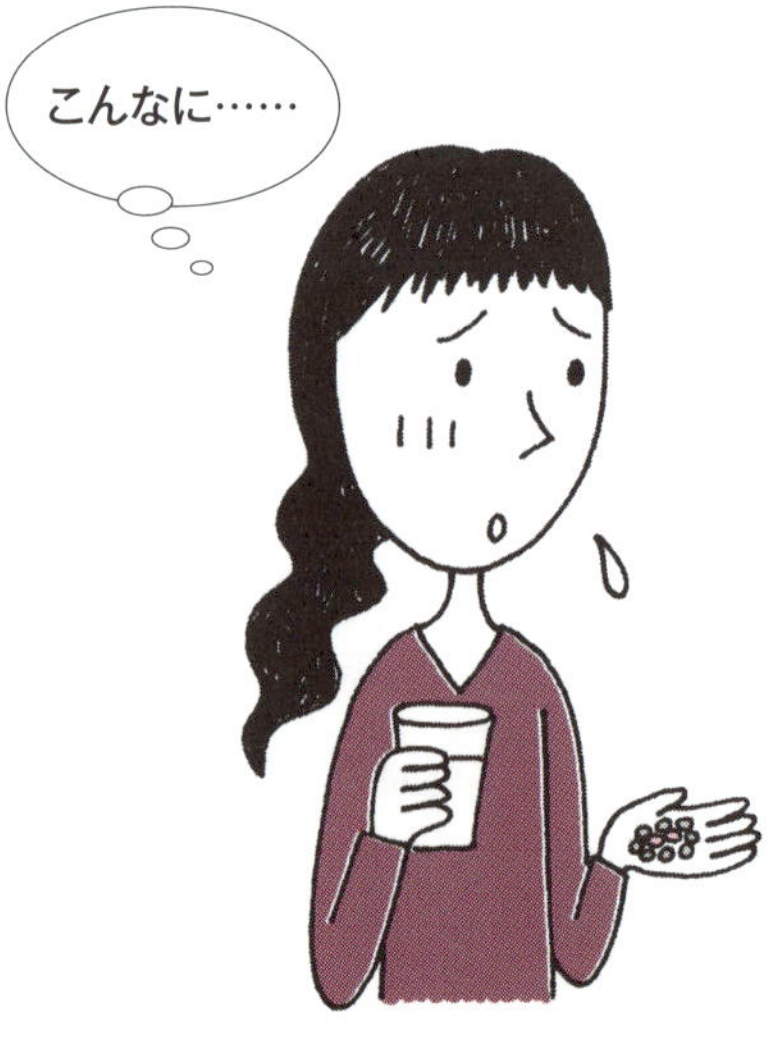

最初から大量の薬が出たが、早く治りたくてきちんと飲んだ

最初に受診したクリニックでは

ネットで調べたクリニックを受診したところ、うつ病の薬を処方されました。通院しながら半年ほどは勤務を続けたのですが、いっこうによくなりません。

実家に戻り病院を替えたら

退職を決意。病気のため恋人と別れて実家に戻ったBさん。実家の近くの病院に通うことになりました。そこでは抗うつ薬3種類と睡眠薬を処方されました。

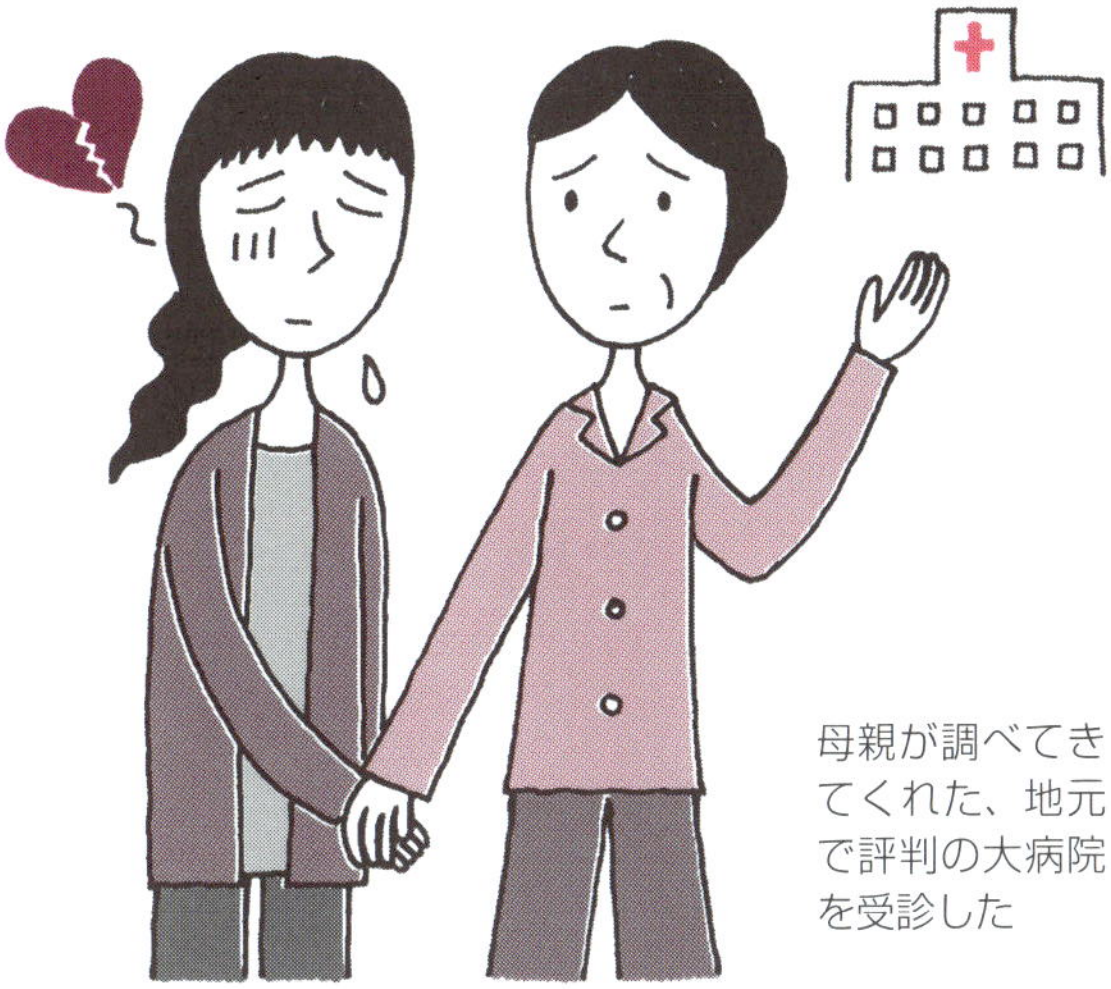

母親が調べてきてくれた、地元で評判の大病院を受診した

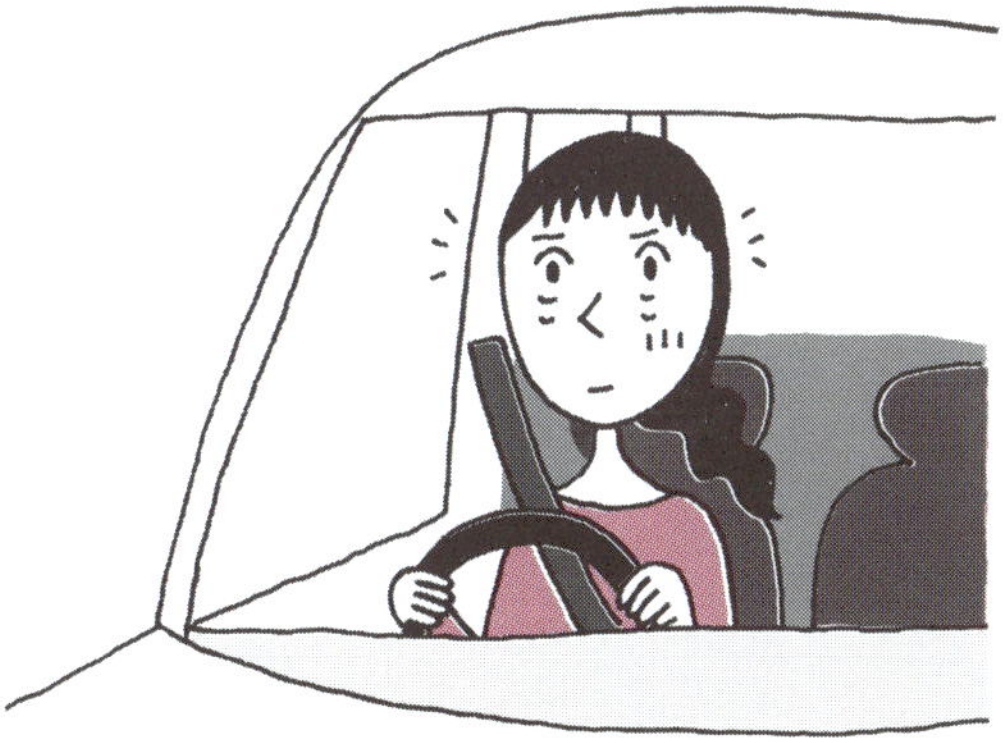

車の運転がやめられず、一日中走り回ったこともあった

みょうなハイテンションになってしまった

しばらくすると、気分の上下があることに気づきました。Bさんは「回復した？」と感じたのですが、はたからみると、みょうなハイテンションになっていたのです。

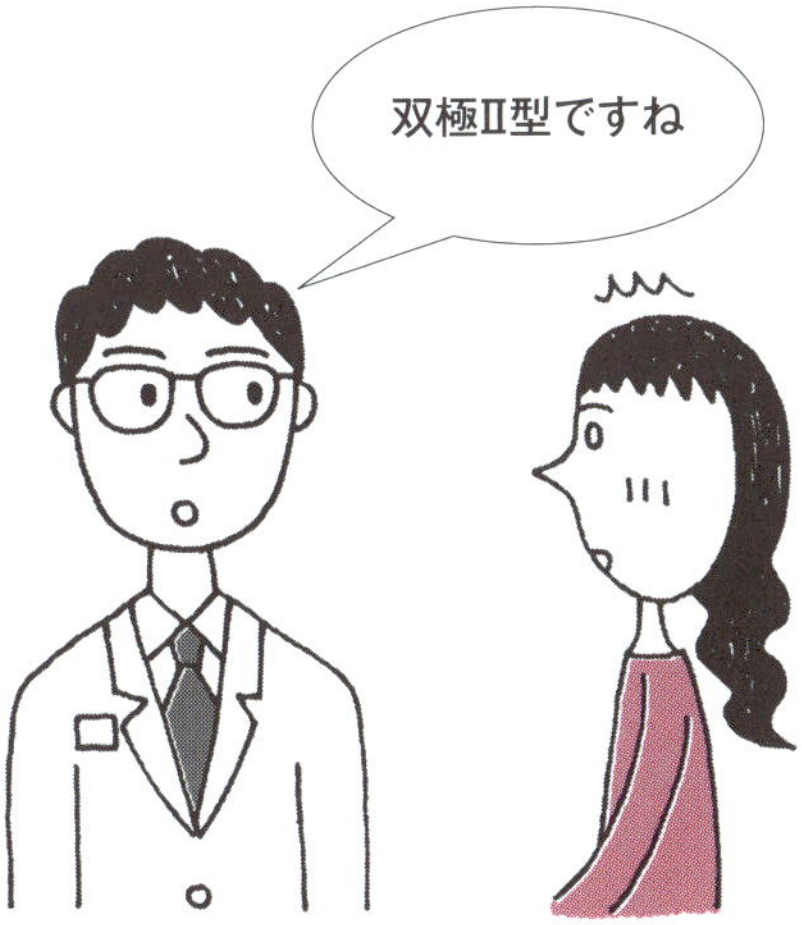

「双極性障害は一生薬を飲まなくてはいけない病気だ」とショックを受けた

双極性障害と診断が変わった

その気分を医師に話したら、双極性障害に診断が変わりました。そのため、抗うつ薬は中止。気分安定薬が処方されたのです。

抑うつの大波に襲われる

Bさんはひどく落ち込んで寝たきりになってしまいました。不安と恐怖も強くなり、ベッドの中でただ泣いているだけ。それでも1年ぐらいは耐えていたのですが、もう限界でした。

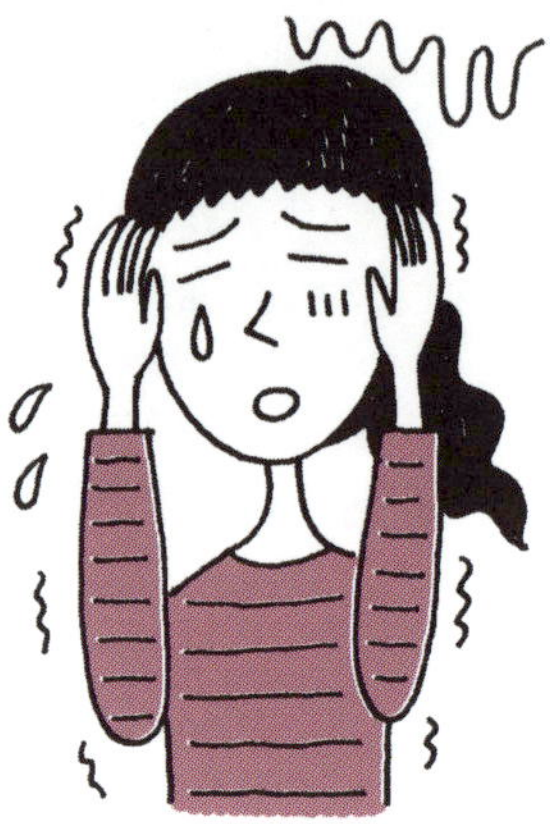

抑うつはひどくなり、体はふるえが止まらない。「死んじゃう」と思った

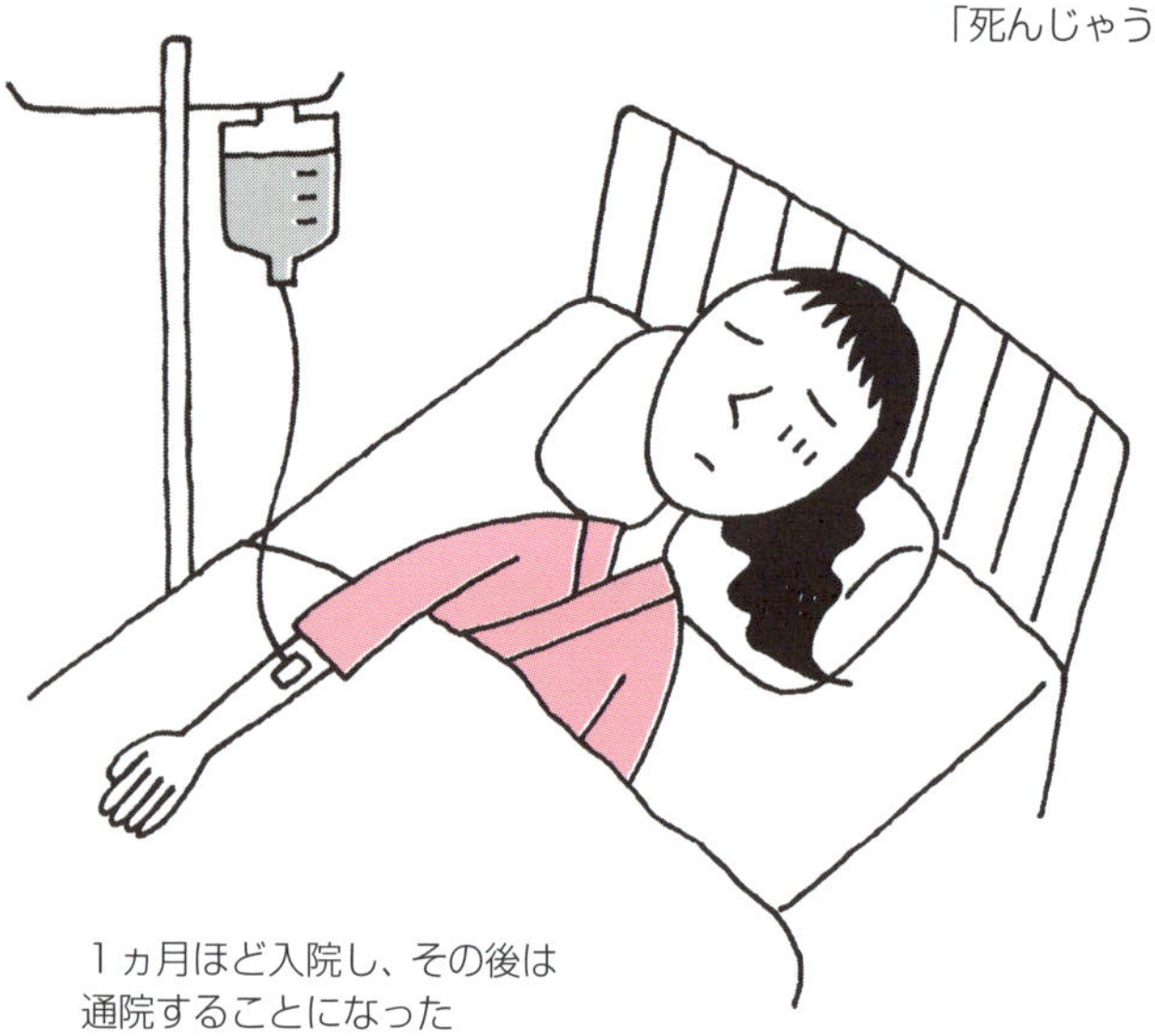

1ヵ月ほど入院し、その後は通院することになった

大量服薬して入院することに

持っていた薬を全部飲んでしまったBさん。緊急入院して、胃洗浄し、抗うつ薬を点滴投与したらもち直しました。これを機に病院を替えることにしました。

一生このままかと絶望した

抗うつ薬4種類、気分安定薬2種類、睡眠薬2種類などの大量の薬を飲みながら自宅療養。抑うつの大波は来ないものの、日常生活がやっとという状態でした。

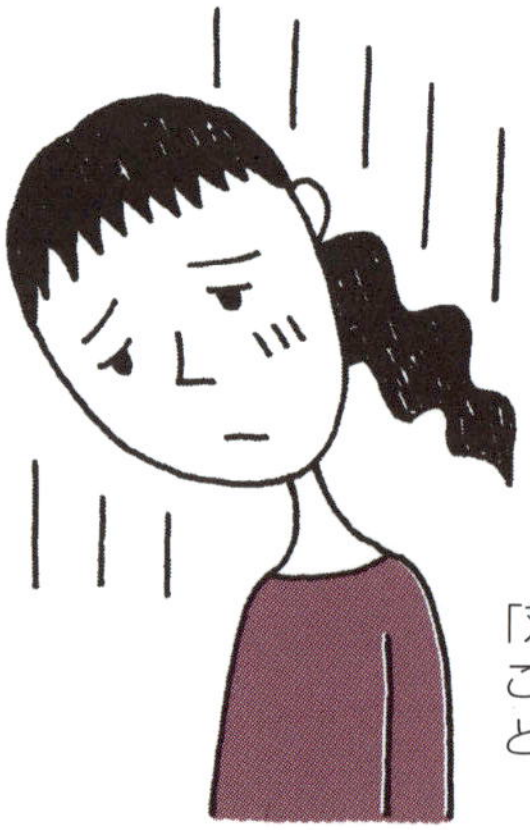

「双極性障害だし、私はこれで一生終わるんだ」と絶望していた

クリニックを替えたら希望の言葉が

Bさんの性格を知る母親は、診断に疑問をもっていました。別のクリニックを予約し、3年待って受診できました。そこで医師から「双極性障害ではありません」と言われ、Bさんは一気に気持ちが晴れたのです。

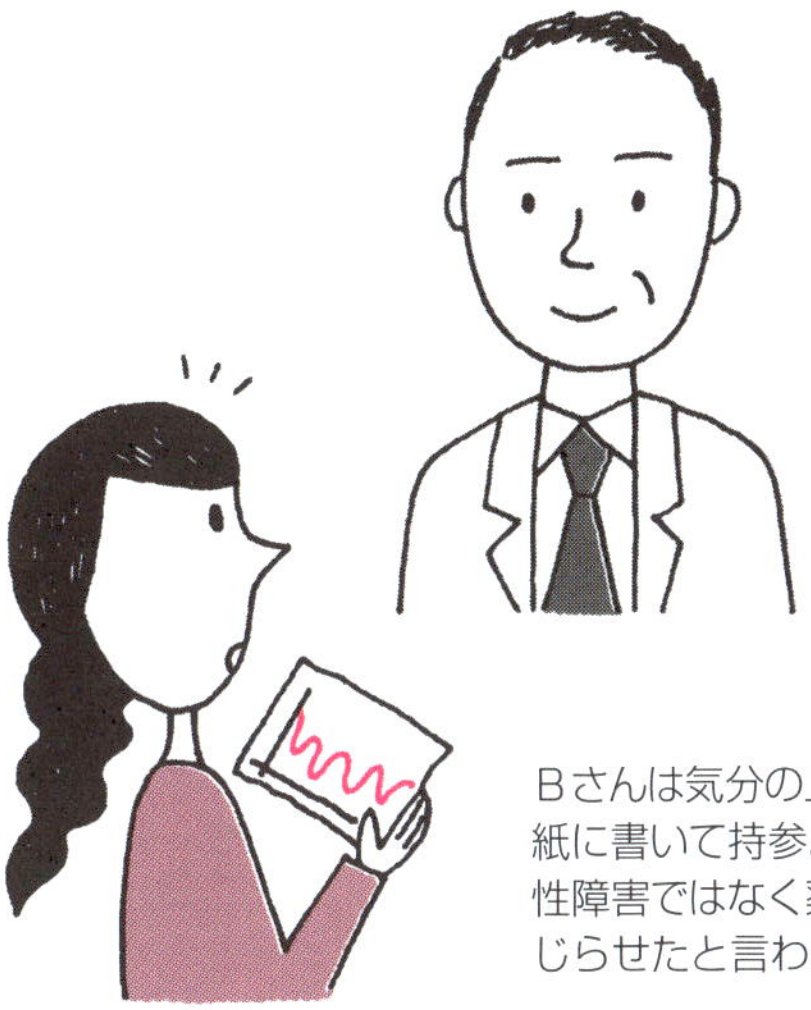

Bさんは気分の上下を紙に書いて持参。双極性障害ではなく薬でこじらせたと言われた

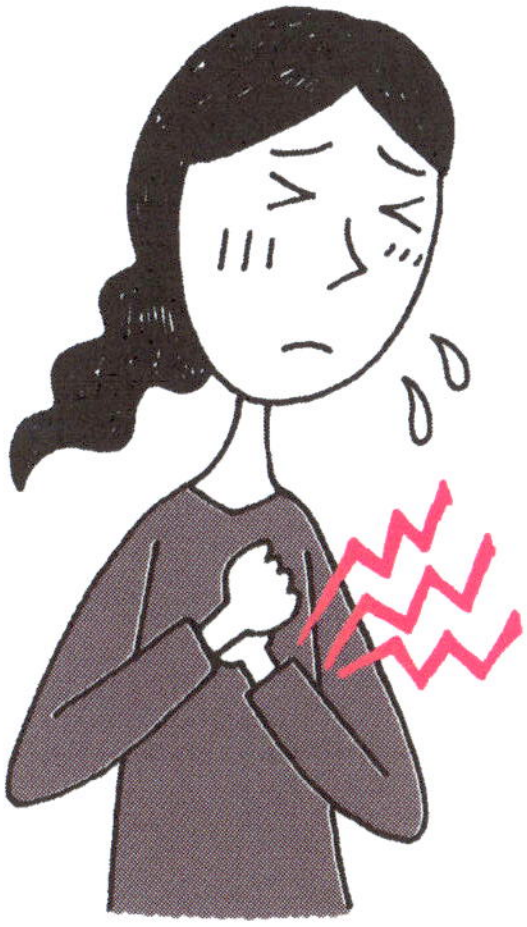

胸がギューっとしぼられるような苦しさ。「離脱症状です」と聞かなければ不安におしつぶされそうだった

減薬による離脱症状に苦しんだ

薬を徐々に減らすことになりました。ところが頭痛、肩の違和感、胸の圧迫感などの離脱症状が出たのです。自分ではうつ症状と区別がつかず、そのたびに医師に確認しました。

今は赤ちゃんもできて新たな生活がスタート

ほぼ４年かかって薬はゼロにできました。その後結婚、出産して、今は育児に奮闘中。通院もしていません。すっかり元気になりました。

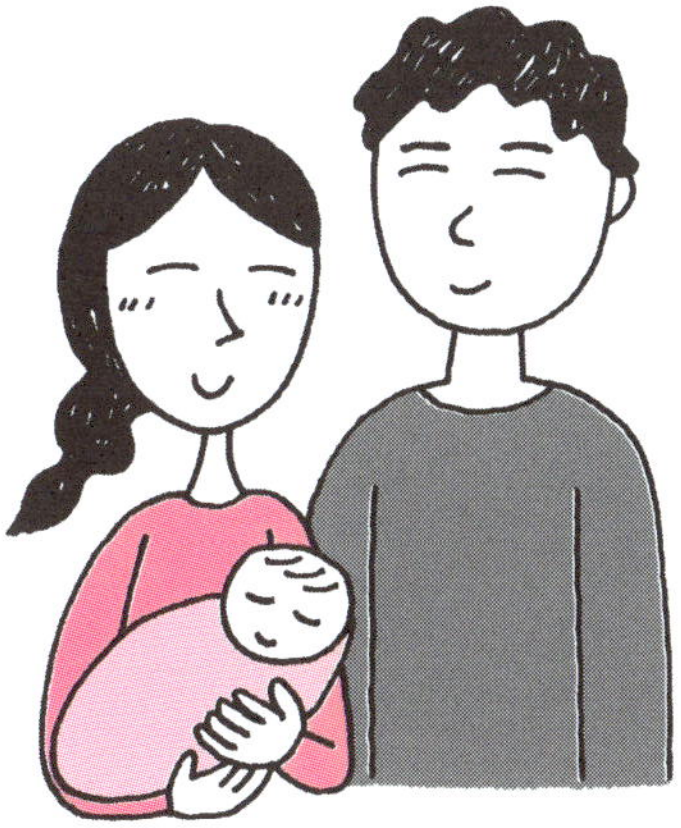

闘病中から励ましてくれた夫と、３人家族になった

Cさんのケース

会社や上司をうらみながらひきこもっていた

Cさんのプロフィール
営業職だったがうつ病のため離職し、長年ひきこもった。治療の一環でリワークに通ったことから回復。再就職して58歳の今も働いている

営業職として働いていた

Cさんは営業職でした。順調に仕事をしていたのですが、人事異動で上司が替わってから状況が一変。ノルマが厳しくなり、叱責されることが増えてきたのです。

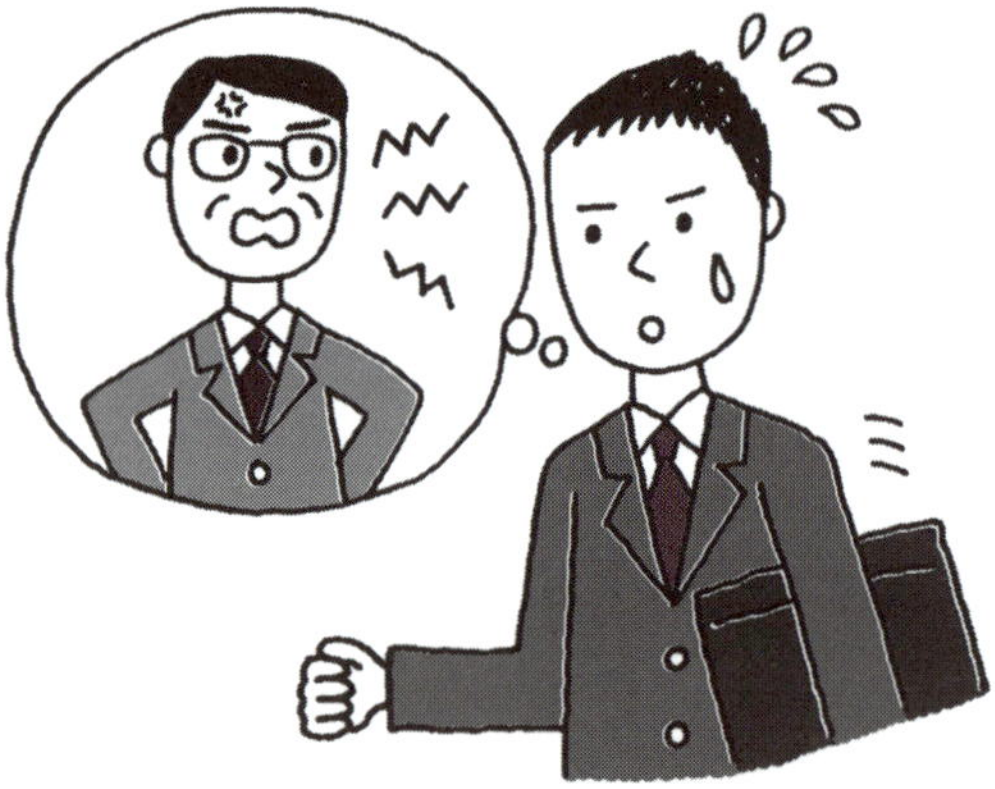

がんばりを認めない上司への不信感がつのってきた

なぜか眠れなくなってきた

疲れがたまっているのに、眠れなくなってきました。気力がわかず、仕事に支障が出るので受診したら、「睡眠障害」との診断。睡眠薬を飲むようになりました。

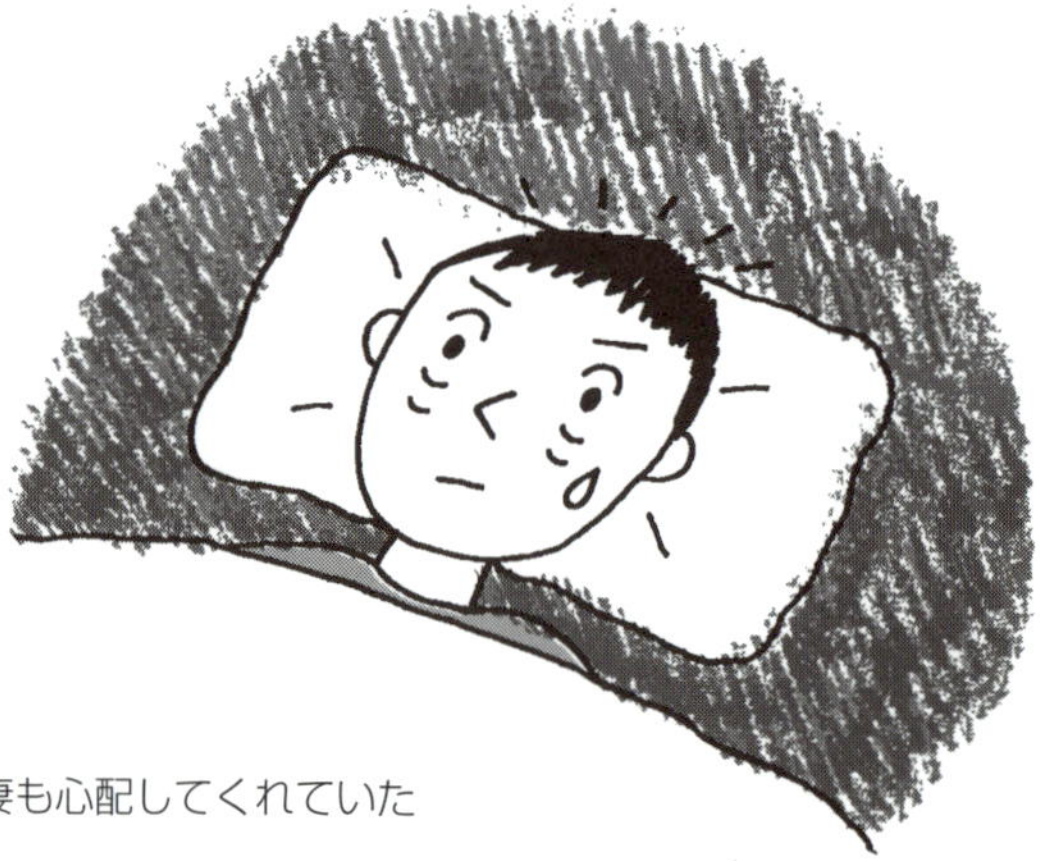

妻も心配してくれていた

「なにかおかしい」と自分でもわかった

あるとき、デスクでペンを持ったままボーっとしている自分に気づいたCさん。なにも考えられないし、動けなくなっていたのです。自分でも「おかしい」と思いました。

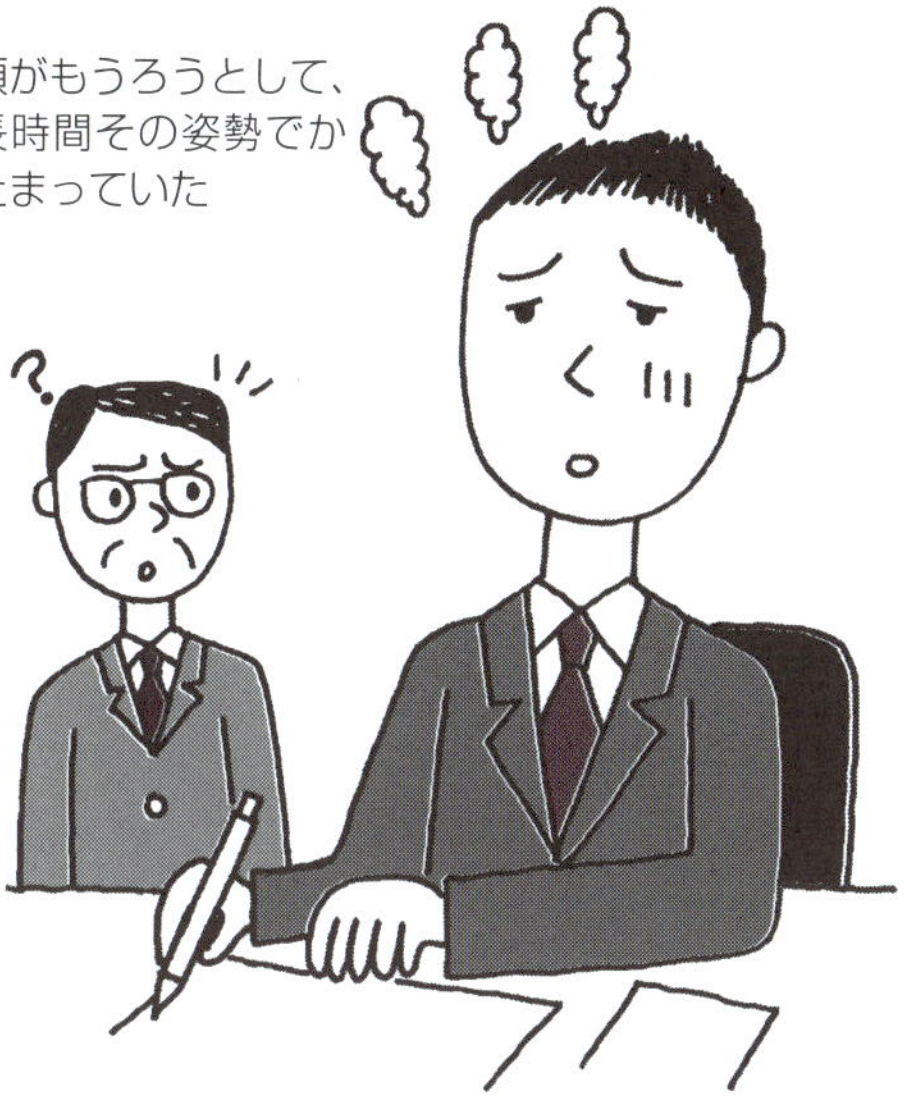

頭がもうろうとして、長時間その姿勢でかたまっていた

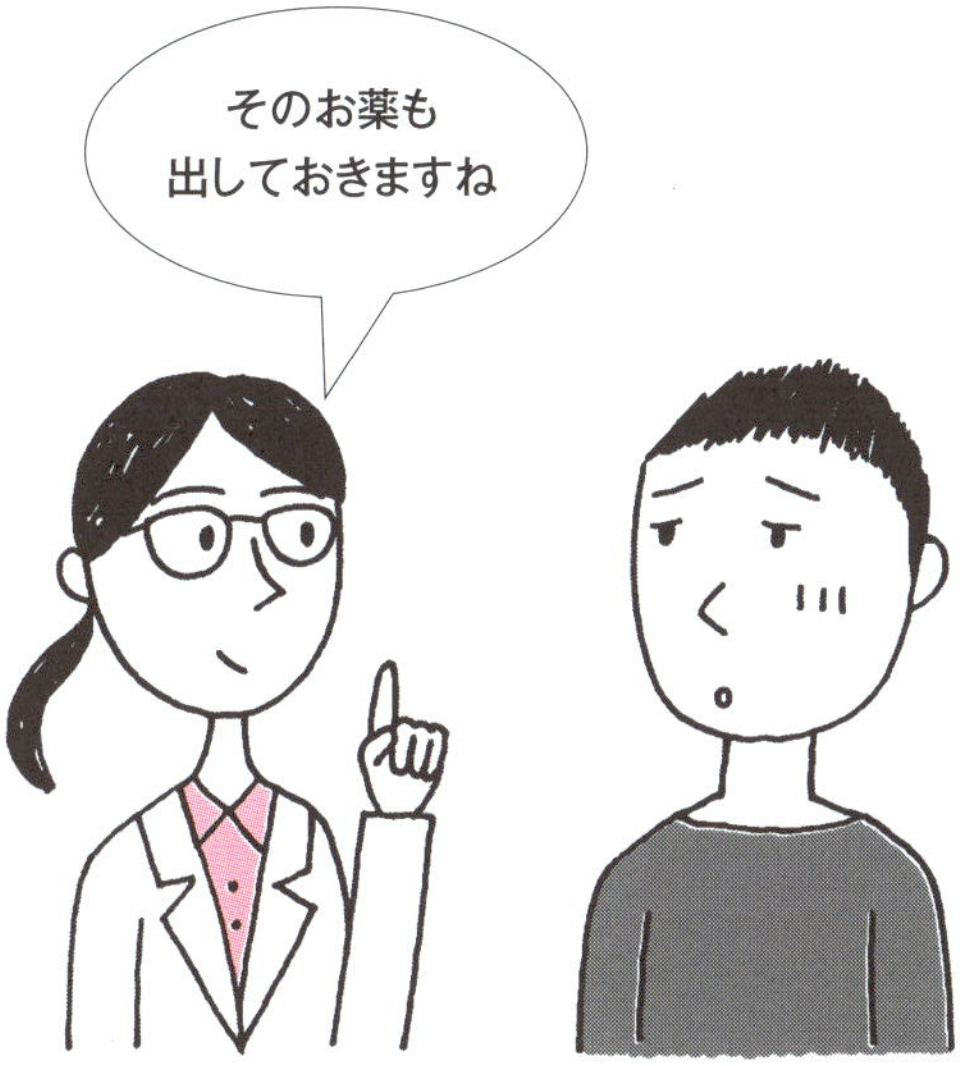

仕事が手につかなくなり、会社はやめざるをえなかった

薬だけが増えていく

通っていたクリニックで自覚症状を話したら、「うつ病」と言われ、薬が一気に増えました。その後も診察のたびに薬が増えていきました。

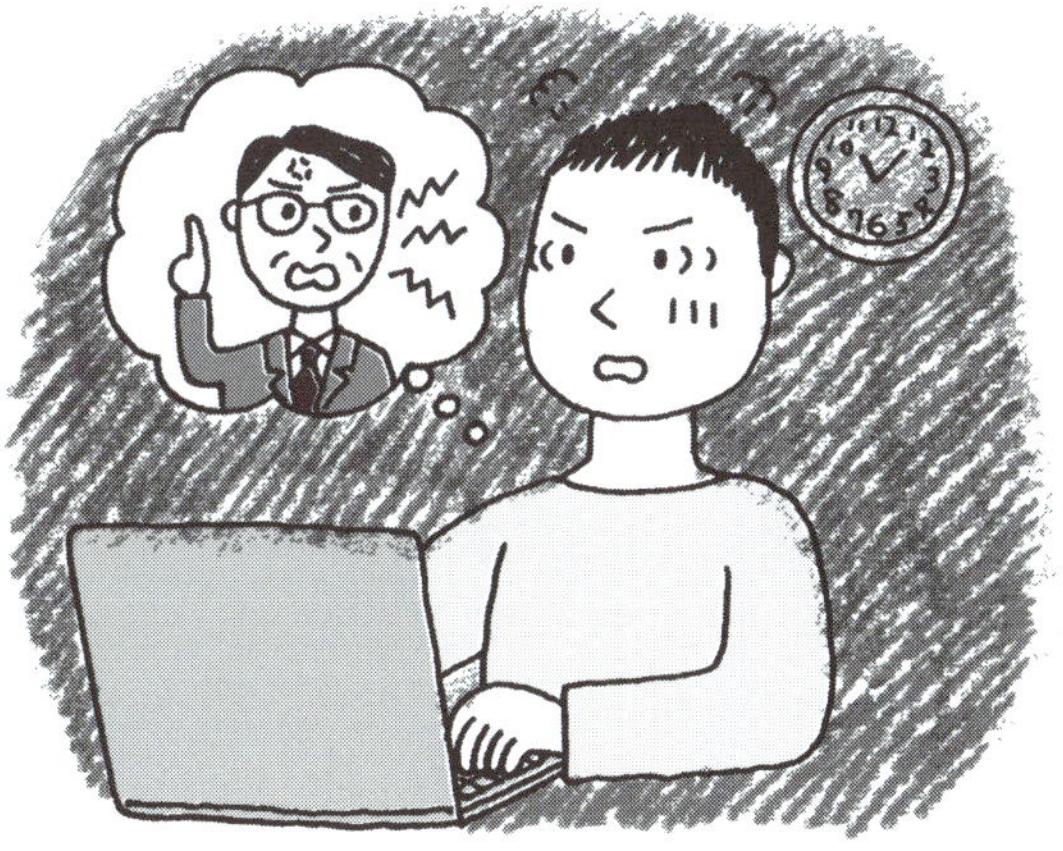

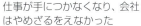

時計の音がいやに大きく感じられた

うらみつらみをパソコンに打つ日々

テレビもみず、風呂も入らず、自室にひきこもっていました。パソコンに向かい、会社や上司へのうらみつらみを打つだけ。大量の薬の副作用か、体重がかなり増えていました。

「5年待ち」と言われたクリニックで

妻がすすめたクリニックに転院することになりました。薬が多すぎると診断され、減薬することに。医師の言葉に納得したCさん。5年待ったかいがあったと思いました。

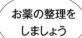

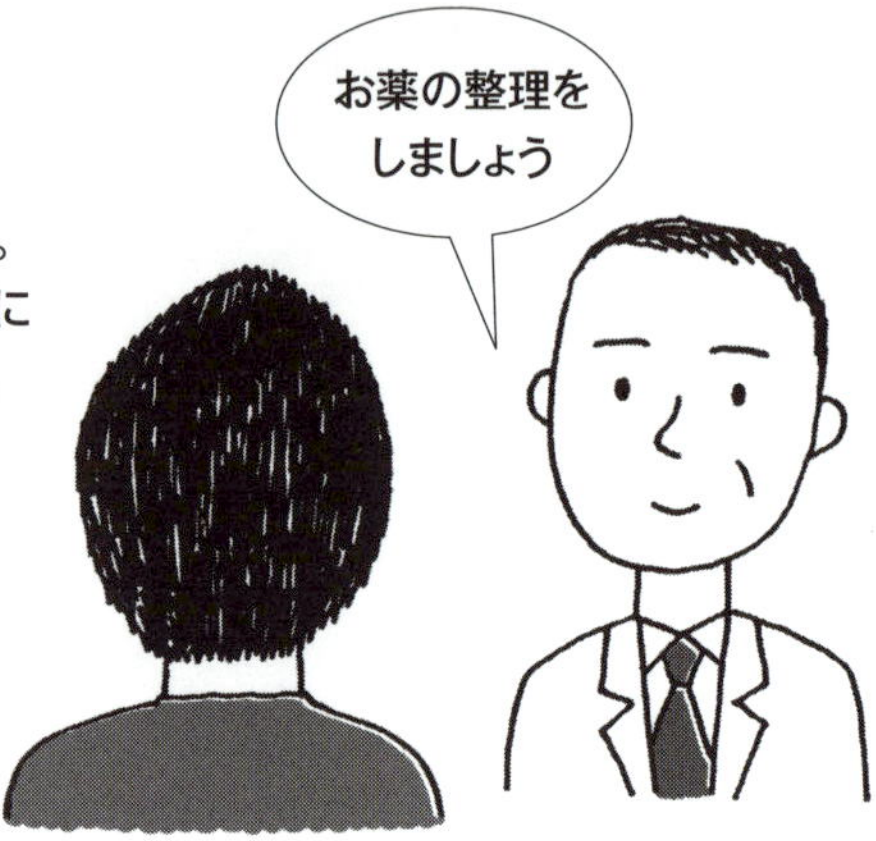

その後、少しずつ薬を減らしていった

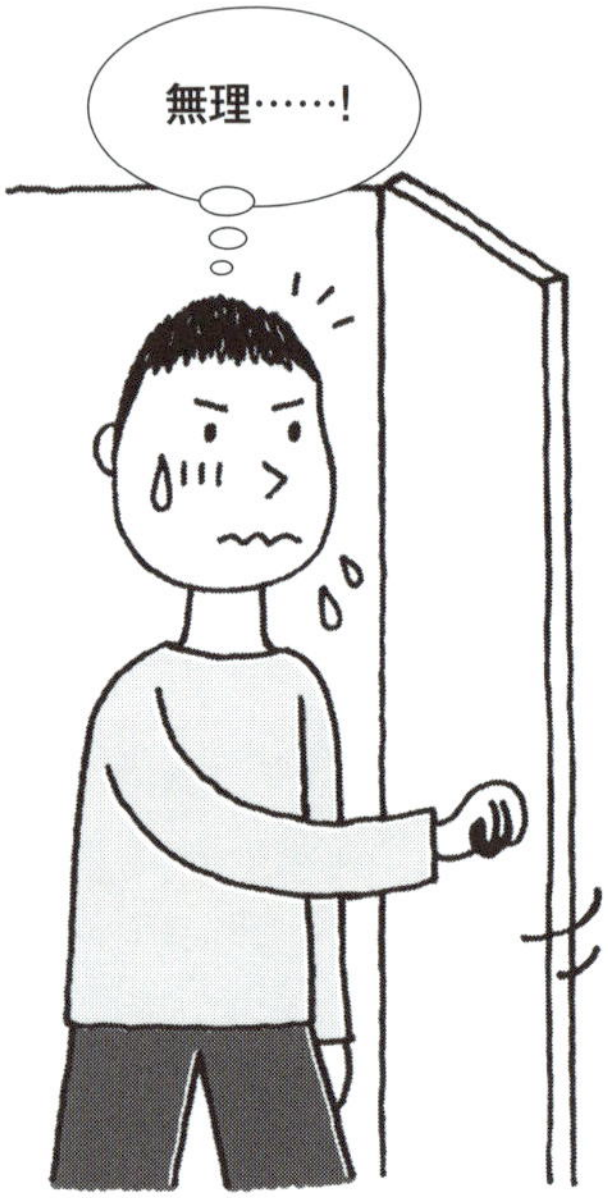

リワークをすすめられたが

減薬と並行してリワークに通うようにと医師から紹介されました。Cさんは「体験」のために訪れたものの参加できず。またひきこもりの日々に戻ったのでした。

ドアのむこうの雰囲気にのまれ、引き返した

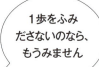

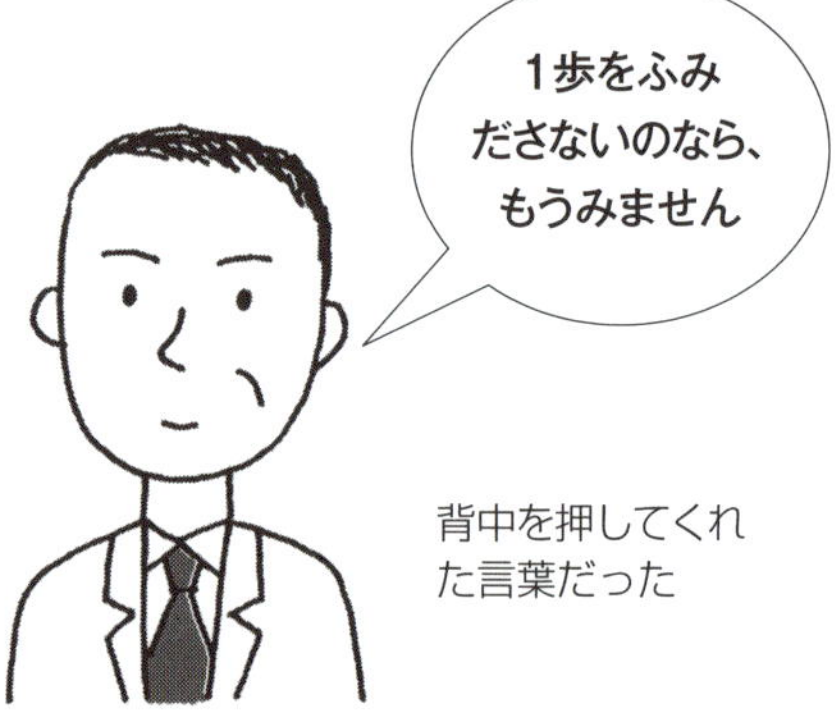

背中を押してくれた言葉だった

背中を押してくれた医師

1年ほどたち、リワークに再チャレンジするようにすすめられました。Cさんは断ろうとしたのですが、医師からの厳しい言葉。

温かく迎えてくれたスタッフ

以前行ったところとは別のリワーク施設に行ったCさん。そこで以前の施設にいたスタッフが気づいてくれました。温かく迎えられ、ここなら通えそうだと安心しました。

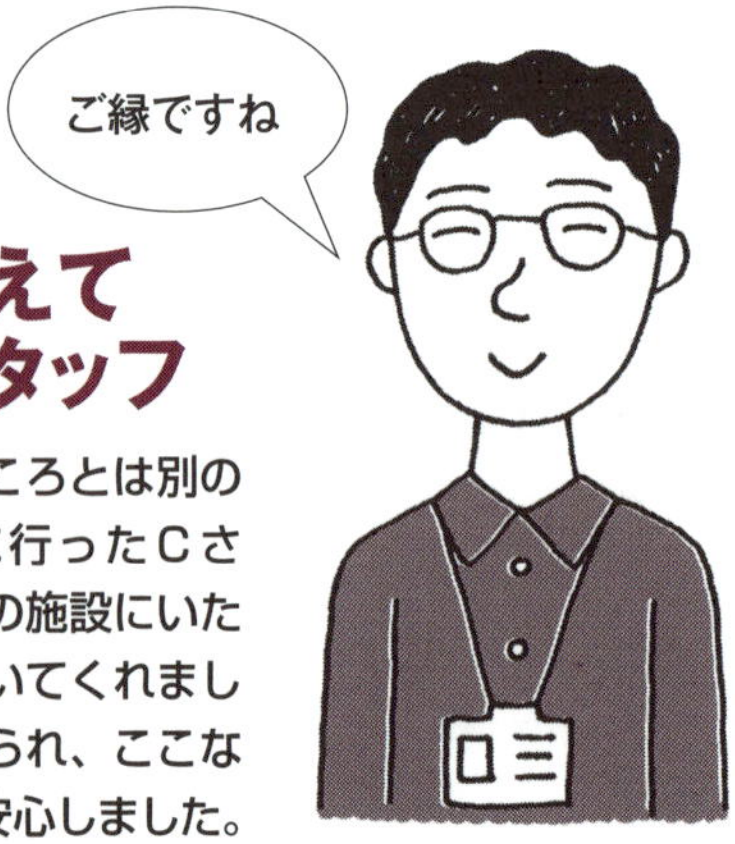

1年前のCさんの様子を覚えていてくれた

リワークがとても役立った

リワーク施設に週1回通うことになりました。徐々に思考や行動が変わっていったCさん。かつての上司がノルマに厳しかったのは会社の業績が悪化していたからだと考えられるようになりました。

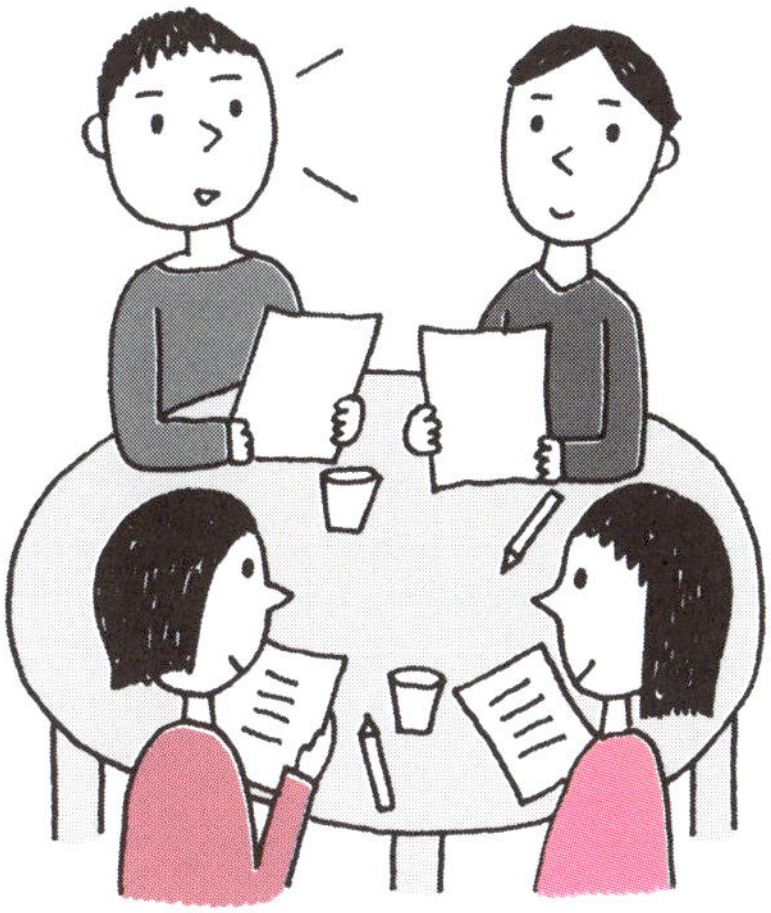

参加者が互いに意見交換。ひとつのことがらに、さまざまな見方があるとわかった

再就職して社会復帰できた

リワークに4年間通ったあと再就職し、元気に働いています。薬は今も1錠だけ飲んでいますが、医師には「高血圧の薬と同じ」と言われ、抵抗感がなくなりました。

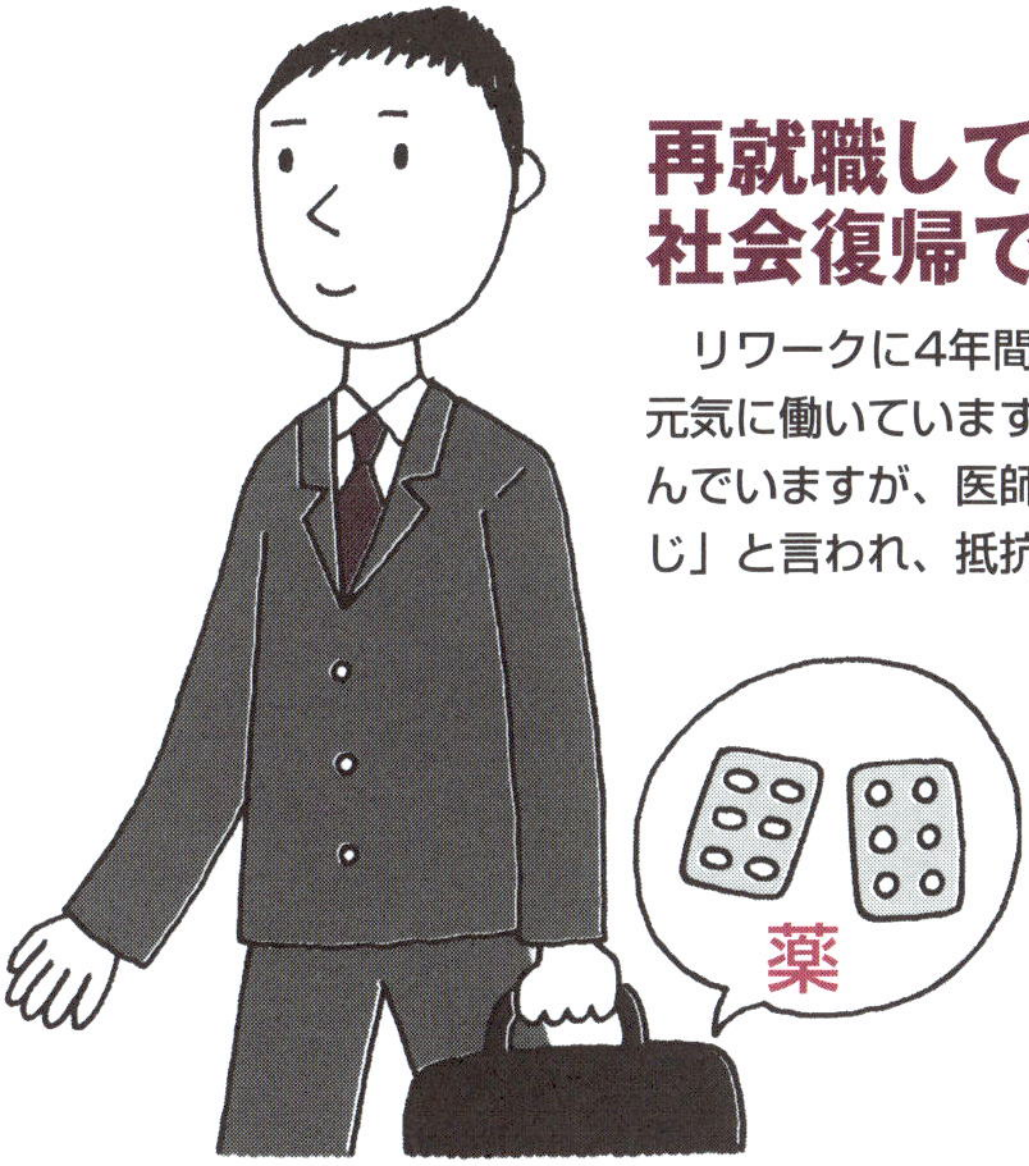

自分だけのことをみる「自分軸」から、客観的にみる「他人軸」に変われたと思う

今では自己コントロールできている

気分が落ち込みそうな前兆があります。妻に指摘してもらい、薬を飲んで予防します。自分の気分をコントロールできるようになりました。

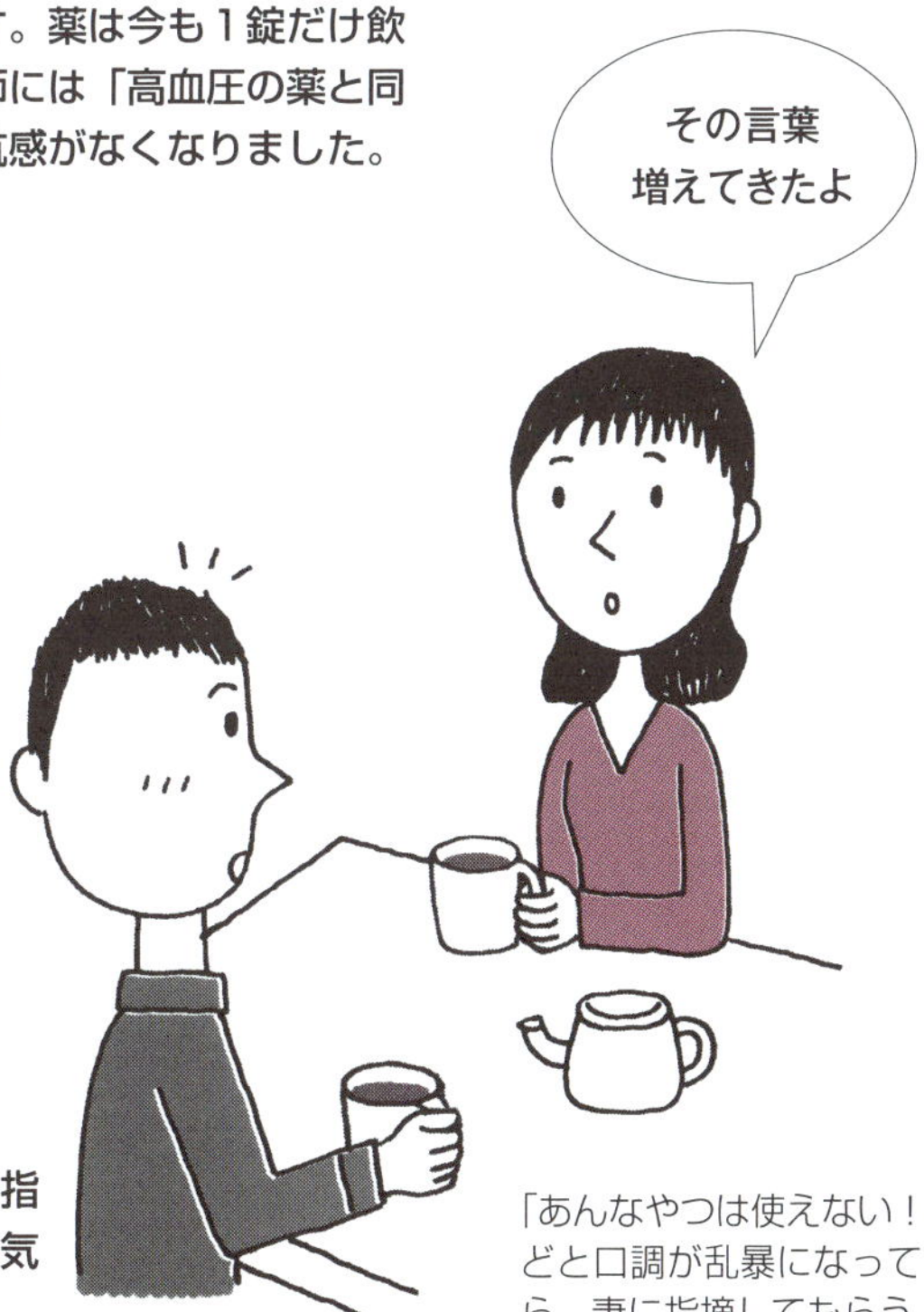

「あんなやつは使えない！」などと口調が乱暴になってきたら、妻に指摘してもらう

Dさんから Hさんのケース

一日のほとんどを休んで過ごしている

「長い間うつ病に悩んでいる」と受診してきた患者さんに、一日の過ごし方を尋ねてみました。DさんからHさんの５人は、下記のようになりました。

患者さん	困っていること	午前の過ごし方	午後の過ごし方	就寝までの過ごし方
Dさん	家事ができない	横になっている	ネットをみる	洗濯ものをたたむ
Eさん	だるい	新聞をみる	休んでいる	テレビをみる
Fさん	腰痛がひどい	寝ている	特になにもしていない	DVDをみることがある
Gさん	家族にめいわくをかけている	犬の相手	横になる	気分のいい日はテレビをみる
Hさん	人に会いたくない	寝ている	だらだら	ネット

「新聞をみる」「テレビをみる」などは、ただ眺めているだけというのが実情のようです。一日のほとんどを休んでいるのは、病気のせいなのでしょうか。これまでの治療法を見直して、再スタートしていきます。

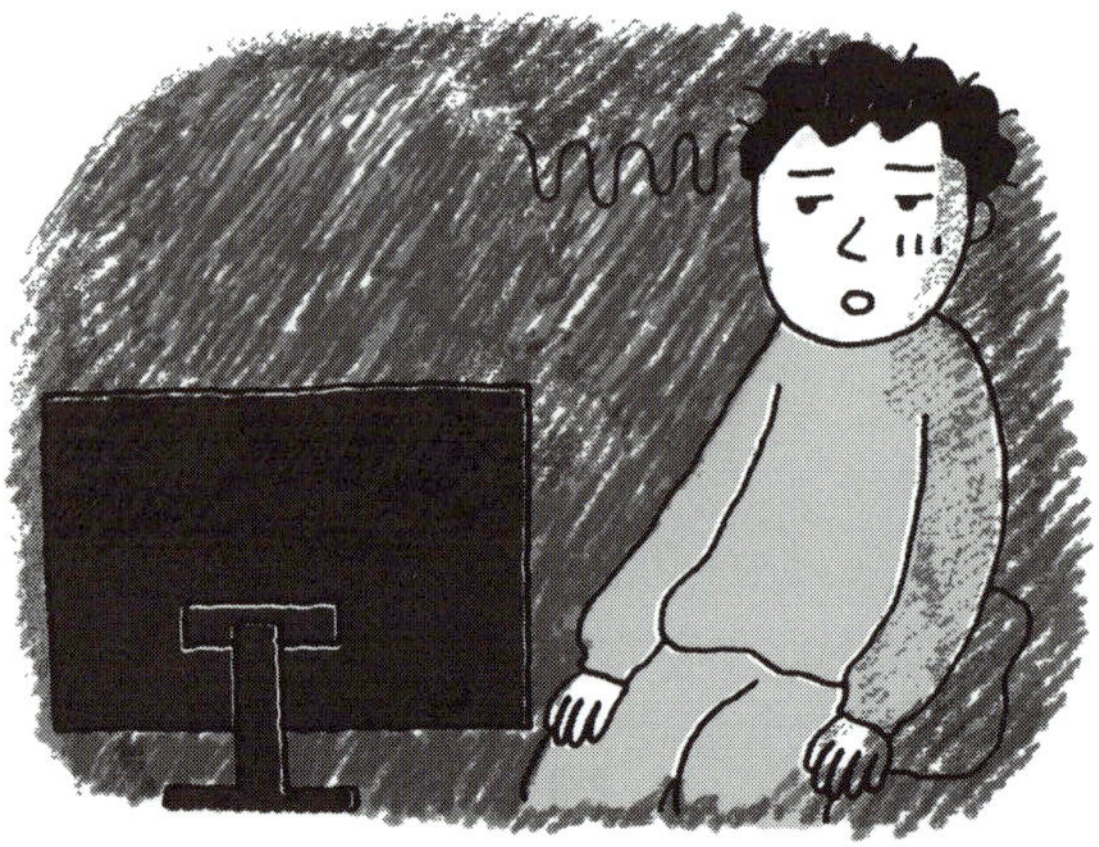

1

何年も何十年も治らない理由

うつ病は本来、数ヵ月で治る病気です。
ところが長い期間治らない……。
どうしてうつ病から抜けられないのか。
病気のせいだけではなく、
ほかの理由があるからです。

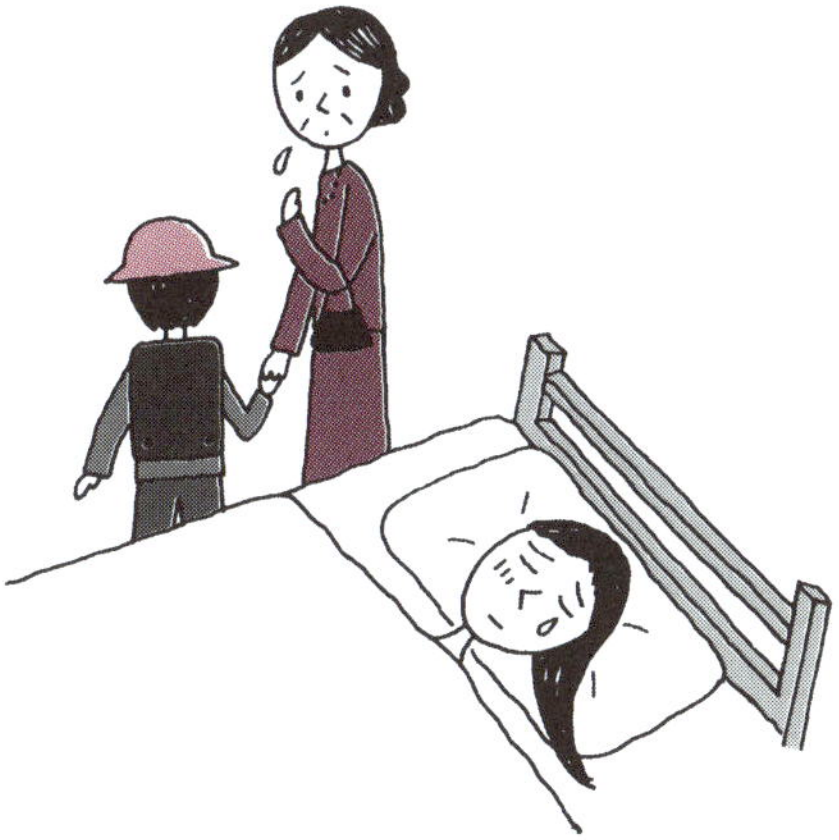

うつ病は本来治る病気のはずだった

なかなかうつ病が治らないという患者さんが増えています。何年もの間回復せずに苦しんでいます。

しかし、うつ病は本来、治療をおこなえば数ヵ月で治る病気のはずなのです。

数ヵ月で治るのがうつ病の経過だった

うつ病は、病気に対する説明と、休養、カウンセリング、抗うつ薬などの薬物療法をおこなえば、数ヵ月で治る病気です。ところが近年、延々と薬が続いて、医師や薬と縁が切れない人が増えています。症状や経過も、従来のうつ病とは異なっています。

従来と近年のうつ病の比較

近年のうつ病は、従来のうつ病とは経過が変わってきています。そのほか、受診のしかた、症状や特徴、回復するかどうかなども、違いがあります。

従来は

内因性の病気

患者さん本人の気質や体質が原因で発病すると考えられていた

近年は

適応障害から

職場の人間関係など、社会環境への不適応が原因であることが多い

きっかけ

発症のきっかけはストレスであることが多い。結婚、離婚、就職などのライフイベントや、人事異動、転居など。人生にとって大切な健康や役割、仕事、家族などを失う体験など

近年増えている発病のきっかけ

- 過労
- 職場の人間関係
- パワハラ

新型うつ病?

治らないのは「新型」だからという説もあるようですが、「新型うつ病」や「現代型うつ病」はマスコミ用語です。医学的な検証がないまま広まり、混乱が生じています。

従来のうつ病の特徴

多くの患者さんにみられる典型的な症状がある。また、抑うつが続き、心身に症状が出ていても本人は自覚していないことが多い

- 朝の抑うつ気分がひどい
- 自責の念が強い
- 不眠
- 食欲不振
- 体重減少
- マイナス思考
- ひきこもり

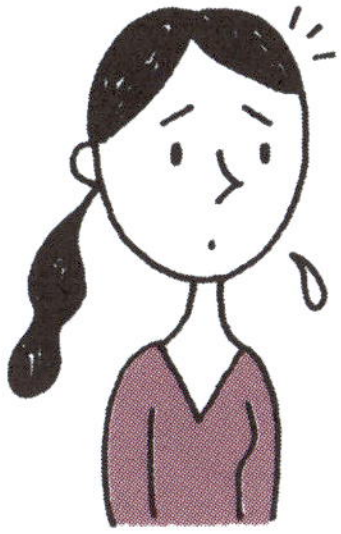

心身の変調を家族など周囲が気づいて受診する患者さんがほとんどだった

発症

生活に支障をきたす抑うつが２週間以上続くことがうつ病の診断基準。だが、近年は症状が従来とは異なってきている。受診に至る経緯も違う

入院治療

入院して治療することが一般的

回復

併発病、自殺、拒食がなければ、数ヵ月後には回復する。数年後の人はまれ

通院治療

入院はせず、薬を飲みながら通院する人がほとんど

治らない

ストレスがなくなっても回復しない。休職・復職をくり返したり、気分が不安定になったりして、延々と薬を飲みつづけている

近年のうつ病の特徴

抑うつがあるものの、そのほかにもさまざまな症状を訴える。本人が自覚して「ゆううつです」と受診してくることも多い

- 他者を責める
- 意欲低下
- やる気がない
- できることもあり、わがままにみられる
- 自己評価が低い
- うたれ弱い
- 個人差が大きい

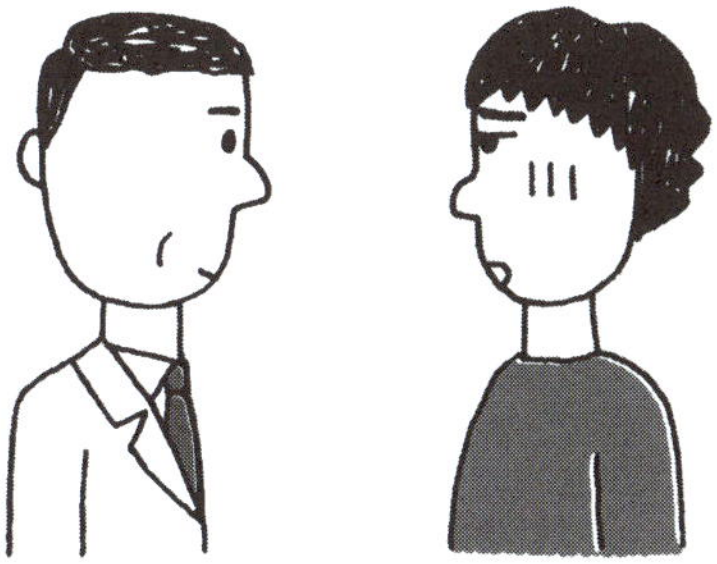

自分でうつ病だと見当をつけて受診してくる人も多い

うつ病から回復しない人が増えている

これまでも治りにくいうつ病はありました。ただ、近年はこれまでとは違う理由で数年も数十年もうつ病が治らず、生活に支障をきたしている人が増えているのです。

うつ病の患者さんじたいが増えている

なぜ、うつ病が治らない患者さんが増えているのかを考える前提として、うつ病の患者さんじたいが増えていることがあります。二〇一七年には一二七万六〇〇〇人にもなり（双極性障害含む*）、これからも増えると予測されます。

これは、うつ病の概念が広がったことが大きな原因でしょう。生活に支障をきたす抑うつが二週間続けば「うつ病」という診断基準になったのです。うつ病の知識が広がり、早期発見・早期治療のために受診する人が増えたこともあります。また、治らない患者さんが長期間カウントされつづけ、全体の数を押し上げています。

＊厚生労働省「患者調査」

抑うつが治りにくい病気

これまでも、抑うつが治りにくい患者さんはいました。そうした患者さんは、主に下記の2つのタイプとされてきました。

持続性抑うつ障害（気分変調症）

軽い抑うつが2年以上続く。持続する慢性うつ病。軽い抑うつとは、落ち込んでいるけれど日常生活はなんとか送ることができる状態。受診しないことも多いので、患者数は不明

のちにうつ病になることもある

双極性障害

抑うつで発症するけれど、途中でハイになり、躁とうつをくり返す。同程度の躁とうつが現れるⅠ型、躁が軽いⅡ型がある。どちらにもぴったりあてはまらないものも含めて双極スペクトラムと呼ぶ

双極Ⅰ型

双極Ⅱ型

うつ病が治らないとは

患者さんは、きちんと治療を受けていると言います。薬も飲み、通院もしています。医師も手をつくしています。ところが、日常生活が送れるほどに回復しません。

服薬も通院もきちんとしている

↓ 治らない

ありとあらゆる治療をおこなう

↓ 治らない

完全には治らないまま経過

↓ 数年、数十年……

ありがちな検討や見直し

●治療法の見直し

・抗うつ薬の量が少ないのか→増やす
・抗うつ薬の投与期間が短いのか→長期に出す
・抗うつ薬の種類が患者さんに合っていないのか→次々に替える
・治療法の選び方が違うのか→抗うつ薬以外の薬も何種類か併用、ECT（電気けいれん療法）併用、認知行動療法併用

●診断の見直し

・じつは双極性障害だったのか→双極性障害の治療に変更
・パーソナリティ障害だったのか→薬からカウンセリング中心に

気分の状態をみると

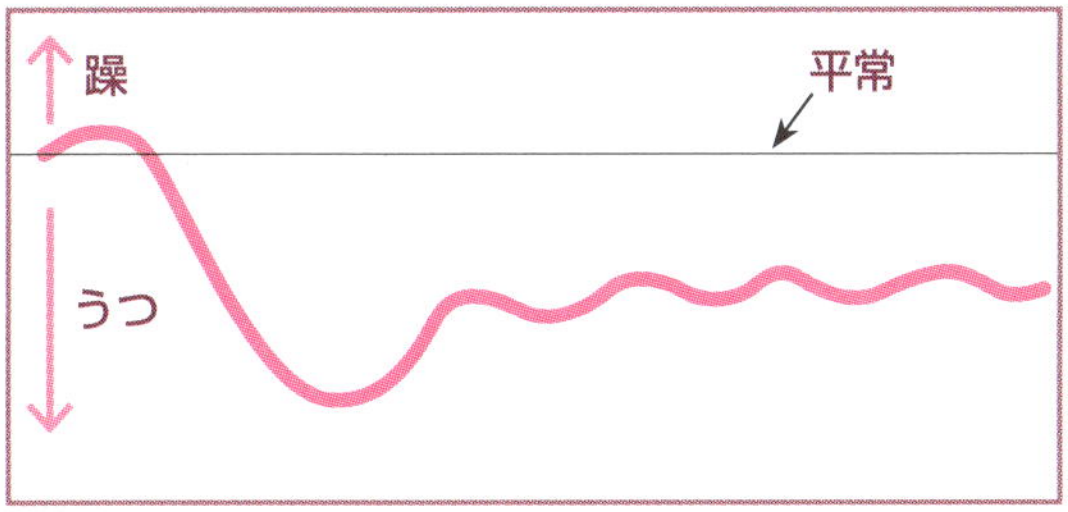

重い抑うつは脱したが意欲低下を主としたうつが持続

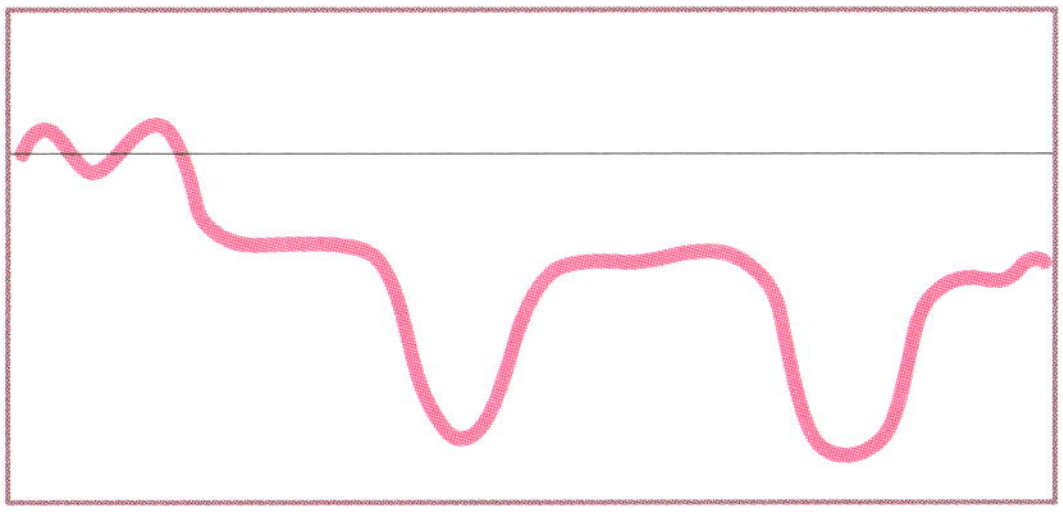
軽いうつが続き、ときどき重い抑うつに陥る

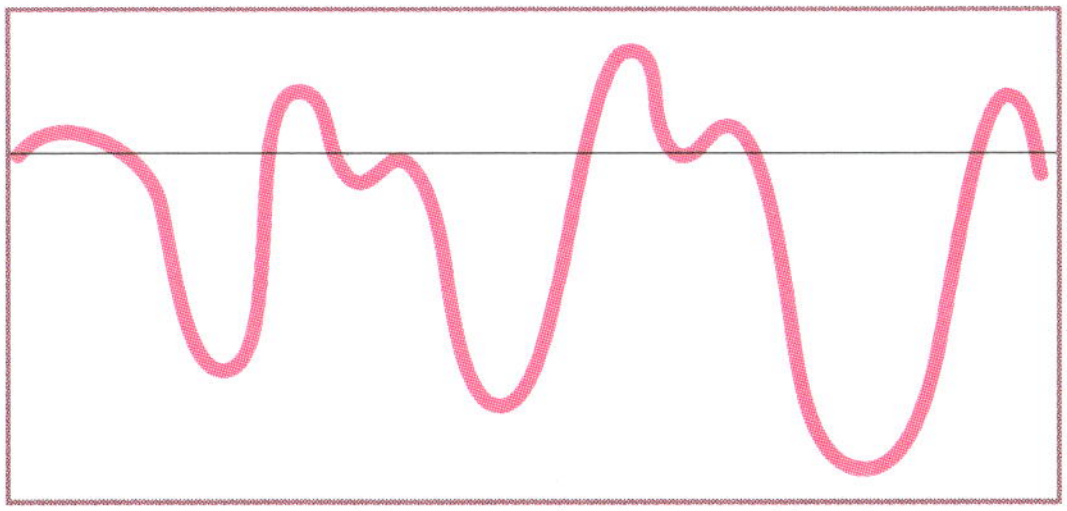
軽い躁とうつが出現するが、 抑うつが主になっている

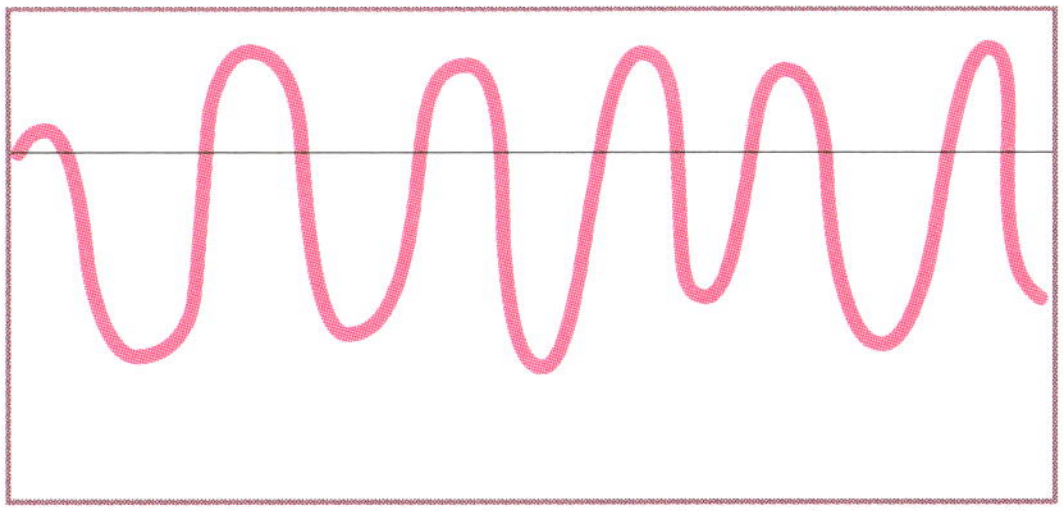
軽い躁とうつがひんぱんに入れ替わる（急速交代型）

難治の原因

治りにくい理由として考えられること

十分な治療を一定期間おこなっても、回復しないのはなぜか――。従来からいくつかの原因が挙げられていました。しかし、近年の状況をみると、それだけではなさそうです。

5つの原因

うつ病がなかなか治らない原因として、5つを挙げます。従来から挙げられていた原因のほかにも、考えられることがあります。

1 従来いわれていた原因

下記のような原因が挙げられている（吉村玲児教授による）

- うつ病を発症してから受診するまで時間がかかった
- がんなど、うつに陥りやすい体の病気がある
- 不安障害を合併している
- 高齢者
- 解消できないストレス要因が続く
- アルコールや薬物依存がある

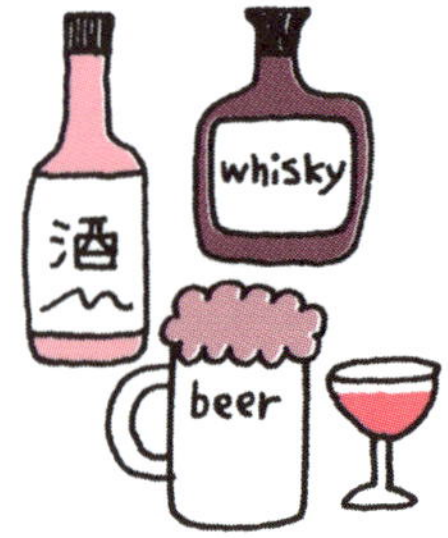

アルコール依存があるなら

うつ病とアルコール依存が併存すると自殺の危険性が高まる。早急にアルコール依存の治療が必要。ただ、本書のような、長期間治らないうつ病ではアルコールへ逃げる気力がないことが多い

2 薬の使い方の問題

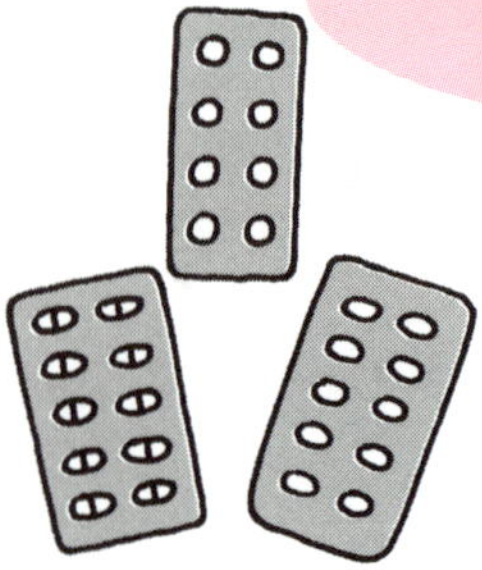

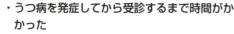

- **不十分な使い方**
- **病状に合わない薬**
- **多剤、長期に使いすぎ**

かえってうつ病を治りにくくさせている

「難治性」の患者さんは従来からいた

　十分な薬を一定期間使用しても回復しない患者さんは、従来からいて、「難治性うつ病」と呼ばれています。

　そのなかで、二年以上経っても回復しない場合を、慢性うつ病といいます。本書で述べているように、もっと長期間にわたる患者さんは大勢います。

「難治性」の原因を改めて考える

　なぜうつ病が治らないのか。P22に述べた二つの病気のほかにも、原因が挙げられてきました。

　近年は二年経っても回復しない人が増え、うつ病全体の二割ほどになっています。双極性障害と診断が変わる人も増えていますが、それだけでは説明がつきません。

　近年の患者さんでは、さらなる原因も考えられます。特に、薬の使い方の問題、あきらめや絶望の問題、休養のとり方は、従来着目されていない視点です。

3 あきらめ、絶望

患者さん本人が治らないとあきらめ、「障害者だ」「一生このままだ」などと、生きていく気力をなくしている。薬では治せない大きな問題

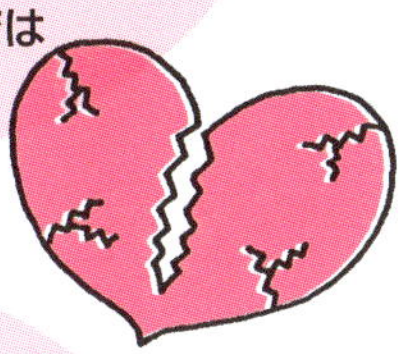

4 休養のとり方

休みすぎ。体力と気力が衰えて動けなくなっている。社会的な役割を果たせなくなり、寝たり起きたりの生活をつくる原因

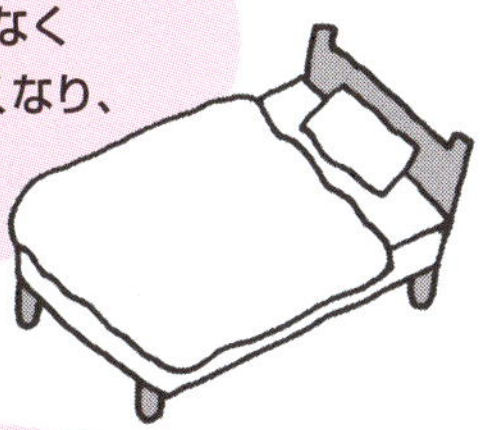

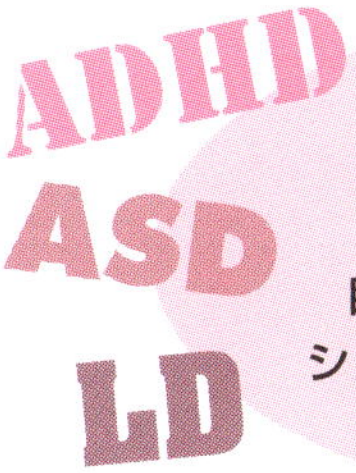

5 発達障害がある

子どもの頃から失敗や叱責が多く、自己否定的になっている。コミュニケーションが要求される現代、社会に出て不適応になり、うつ病を発症する

発達障害があるなら

うつ病は二次的に発症したものと考えられる。発達障害への対処を優先しないと、うつ病はなかなか治らない。発達障害のうち、ADHDは薬で症状が緩和されるが、自閉スペクトラム症（ASD）やLDは、ほかの治療が必要になる。ただ、発達障害の治療法はまだ確定しておらず、医療機関によって異なるので、本人に合った医療機関を受診したい

このほか、パーソナリティ障害がある場合も、うつ病は治りにくくなる。専門の治療が必要

診断の変更

双極性障害と診断が変わることも多い

うつ病がなかなか治らず、治療を続けるうちに、気分がハイになることがあります。すると「双極性障害」という診断になります。双極性障害が、抑うつから発症したとみなすのです。

うつの状態から始まったとみなす

うつ病の経過のなかで、気分がハイになる時期や、完全な躁状態になる時期が出てきて、じつは双極性障害だったと診断される例が増えてきました。うつ病という診断は間違いで、双極性障害の抑うつから発症したというのです。

たしかに、もともと双極性障害だった人は、治療法を正すことで回復していきます。

本当に双極性障害なのか

近年、双極性障害の患者数がたいへん増えています。抗うつ薬の影響で躁が現れた人も双極性障害と診断されるからですが、この診断には疑問も出ています。

かつては、うつ病は躁がなくても「躁うつ病」というひとつの病気と考えられていました。しかし現在は、うつ病と双極性障害は異なる病気と考えられ、薬を飲んで躁になった人も、双極性障害と診断することになっています。

うつ病がなかなか治らないと、患者さんも医師も、診断名が違うのかと考えがちです。薬の影響でハイになったことをとらえて、双極性障害と診断されてしまうと、本当は双極性障害ではない人が、診断される危険もあります。

双極性の素質

双極性障害には、下記のような、発症しやすい素質があるといわれます。うつ病から双極性障害と診断を変えるとき、患者さんに、このような素質があったかどうか、十分に考慮しなければなりません。

- もともと発揚気質だった（下図）
- 季節によって気分が左右される
- 家系に双極性障害の人がいた（Ｉ型）

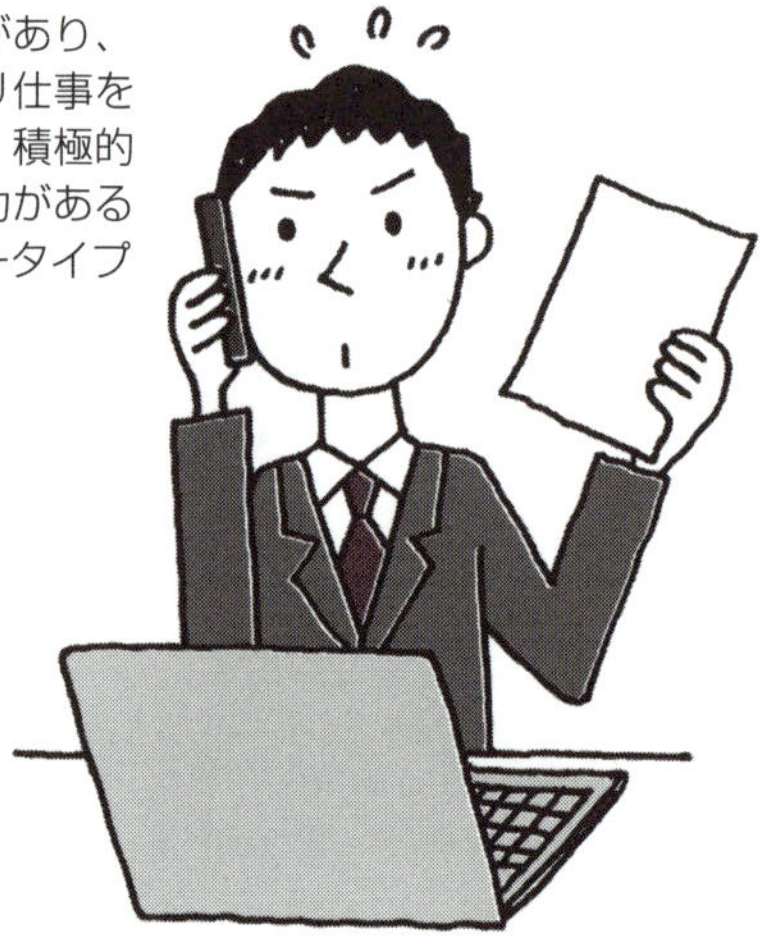
企画力があり、バリバリ仕事をこなす。積極的で統率力があるリーダータイプ

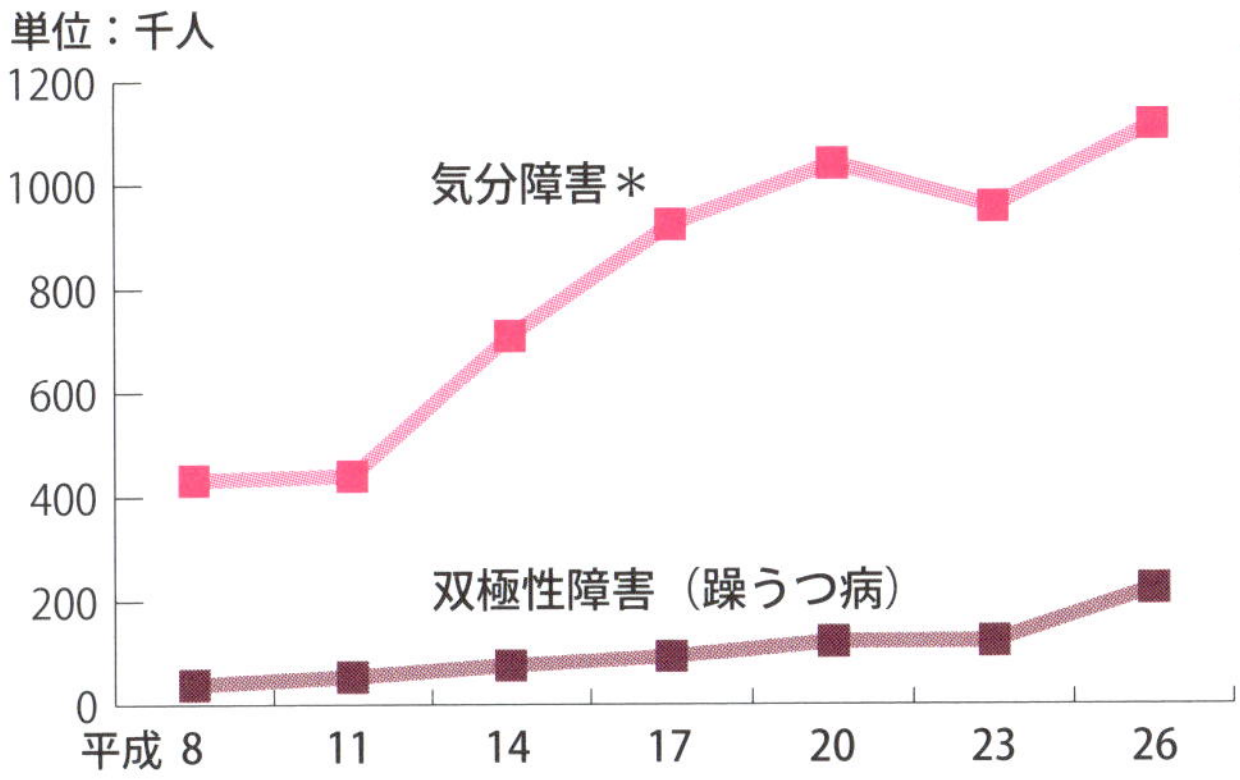

＊双極性障害（躁うつ病）、うつ病、気分変調症、その他
厚生労働省「患者調査」より

患者数の推移

近年、双極性障害はⅡ型と診断されることが多い。実際にはⅠ型ともⅡ型ともいえず、特定不能の双極性障害と診断すべきケースが少なくない

⬇

過剰診断では？

『日本うつ病学会治療ガイドライン』では「うつ病の診療において、双極性障害との鑑別に留意すると同時に、過剰診断になる可能性にも配慮し、慎重な診断姿勢が求められる」としている

双極性障害のタイプ

双極性障害は、かつて躁うつ病と呼ばれたように、躁とうつが交互に現れる病気です。気分の波の大きさや現れ方などから、いくつかのタイプに分けられます。

Ⅰ型

躁とうつが同程度にはっきり現れる。家系に双極性障害の人がいることが多いため、遺伝の影響が考えられる。躁のときには散財、攻撃性が増す、性的逸脱など、損失が大きく、社会的な信用を失いかねない。薬を飲みつづけることが必要

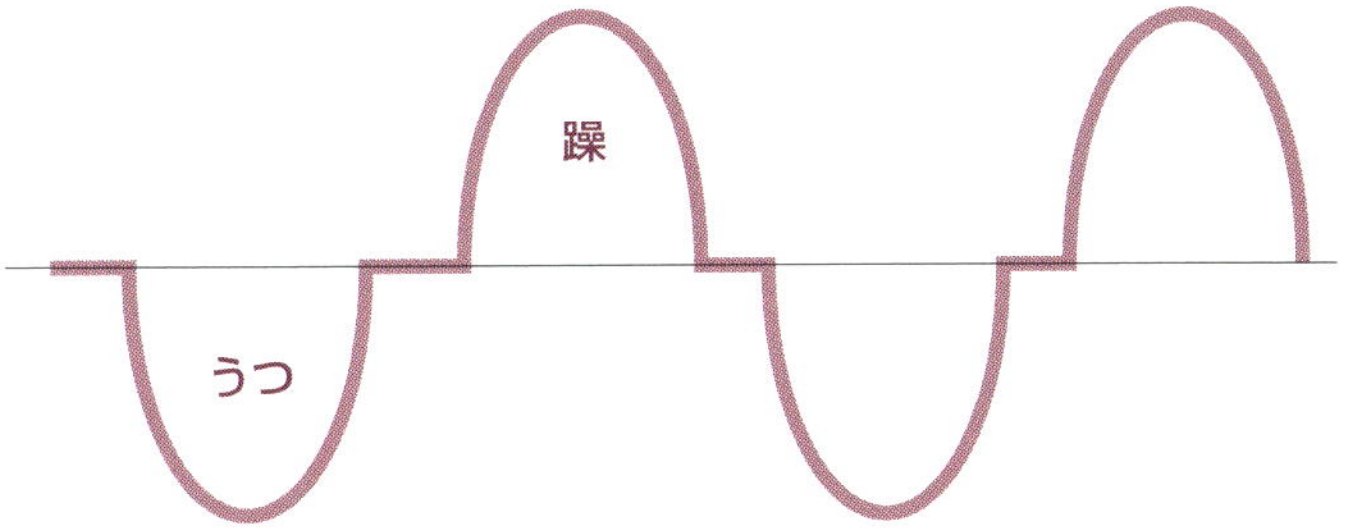

Ⅱ型

軽い躁とうつが現れる。躁は４日以上続くが、軽いので本人は気分がいいと感じやすい。うつで過ごす期間のほうが長いが、うつの直後に軽い躁が現れることが多い。うつ病との区別が困難

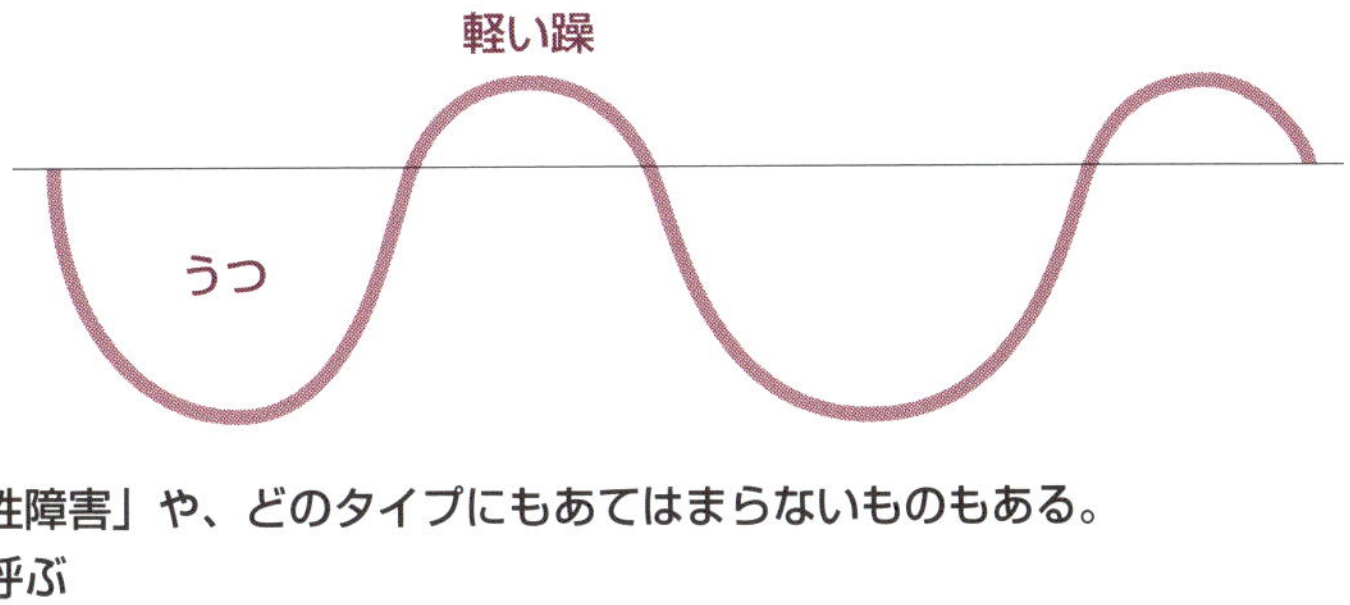

その他

軽い躁と軽いうつをくり返す「気分循環性障害」や、どのタイプにもあてはまらないものもある。すべてを含めて「双極スペクトラム」と呼ぶ

薬がうつ病や双極性障害を治りにくくした

いくら現代がストレス社会だとはいえ、なかなか治らないうつ病や、増えつづける双極性障害の原因は説明しきれません。そこには、精神疾患に使用される「向精神薬」の影響があるからです。

多くの種類の薬を長期間飲みつづけると

抗うつ薬（特に最近はあまり使われない三環系）は、従来の典型的なうつ病を想定した薬です。従来の薬の使い方で、よくなる人ももちろんいます。ところがうつ病の患者さんは多様化しているので、従来の使い方では、なかなか治らない人も少なくありません。

なんとか治療を進めようと、患者さんも医師も、試行錯誤していくうちに薬の種類が増えたり（多剤）、量が増えたり、長期間飲みつづけることになったりすることがあります。すると、思わぬ影響が出て、うつ病が慢性化したり気分が不安定化したりすることがあるのです。病気の症状と思っていることが、じつは薬のためであることも多いのです。

向精神薬の特徴

向精神薬とは、精神疾患に使われる薬です。抗うつ薬のほか、抗不安薬、気分安定薬、抗精神病薬、睡眠薬の５種類があります。向精神薬には下記のような特徴があります。

化学物質
患者さんに化学的なストレスを与える

脳に作用する
気分や意欲が変化して症状が改善するだけでなく、不安や恐怖感などがなくなることもある

全身に作用する
脳だけでなく全身に作用するため、からだの副作用も現れる

心の働きに変化を起こす
知覚、気分、意識、認知、行動が変わる

個人差が大きい
薬の効き方や副作用の現れ方に、大きな違いがある

向精神薬の影響

抗うつ薬に限らず、向精神薬の使い方によって、気分が不安定になり、病気を「こじらせた」ようになることがあります。

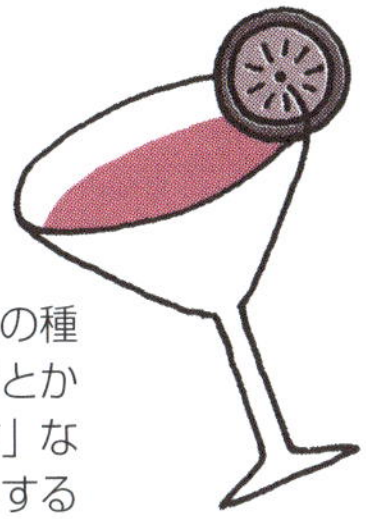

多剤の場合、多くの種類の薬を混ぜることから「カクテル処方」などと揶《や》揄《ゆ》されたりする

うつ病が慢性化

薬や長期療養生活の影響を病気の症状だとみなして、薬を替えたり、増やしたりすると、かえって病状が悪化することもある。病気をこじらせ、治療期間を延長させる

気分の不安定化

気分の浮き沈みが現れ、双極性障害のようになる。双極Ⅱ型に診断が変わることが多い

双極Ⅱ型

診断が変更になる。しかし、なんらかのストレスから気分の落ち込みがあって受診し、抗うつ薬を飲んでいるうちに軽い躁が現れたケースも多い

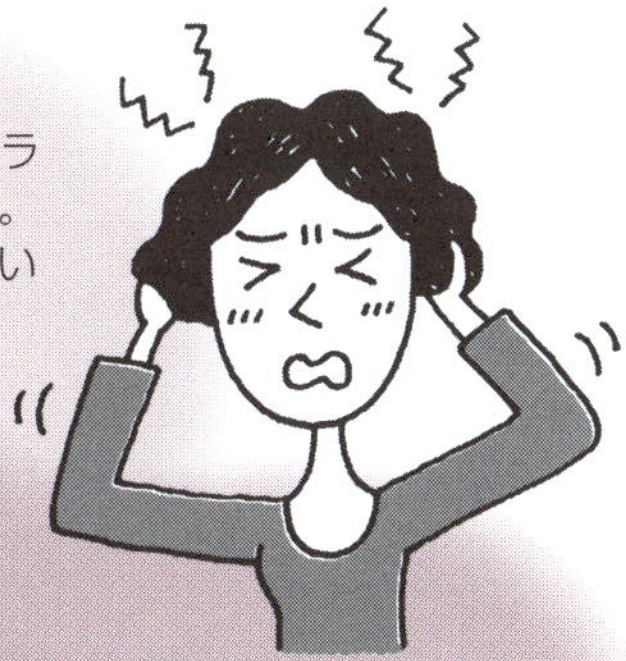

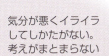

気分が悪くイライラしてしかたがない。考えがまとまらない

症状や経過によっては

双極性Ⅰ型でもⅡ型でも、薬の影響で、下記のような特徴的な症状や経過が現れることがある

ラピッドサイクラー

急速交代型ともいう。双極性障害では躁とうつの間に安定する期間があるが、安定期がなく躁とうつを短期間でくり返す。１年に４回以上の躁とうつがあり、交代の間隔は徐々に短くなり、苦しい状態（→P23）

混合状態

双極性障害のなかには、躁とうつが同時に混合して現れる人がいる。落ち着きがなく怒りっぽいが、抑うつもあるなど。落ち込んでいるが衝動性もあるので、自殺の危険性が高い

治療が困難

休養をとりすぎることの悪影響も

うつ病がなかなか治らないことの原因に、休養をとりすぎていることがあります。たしかにうつ病では、休むことが大切だといいますが、長期間にわたる休みすぎはよくありません。

休みすぎの影響

休養は必要ですが、休みすぎは弊害も。本来の休養の意味に立ち返る必要があります。

休養とは本来

疲労回復などで「休み」、主体的に英気を「養う」など、健康の潜在能力を高めること

↓

とりすぎると

- ・意気消沈
- ・自尊心の低下
- ・強迫観念の出現
- ・恐怖感の出現
- ・体力、持続力、集中力の低下
- ・疲れやすさ
- ・だるさ
- ・元気なときの自分を見失う

などが現れる

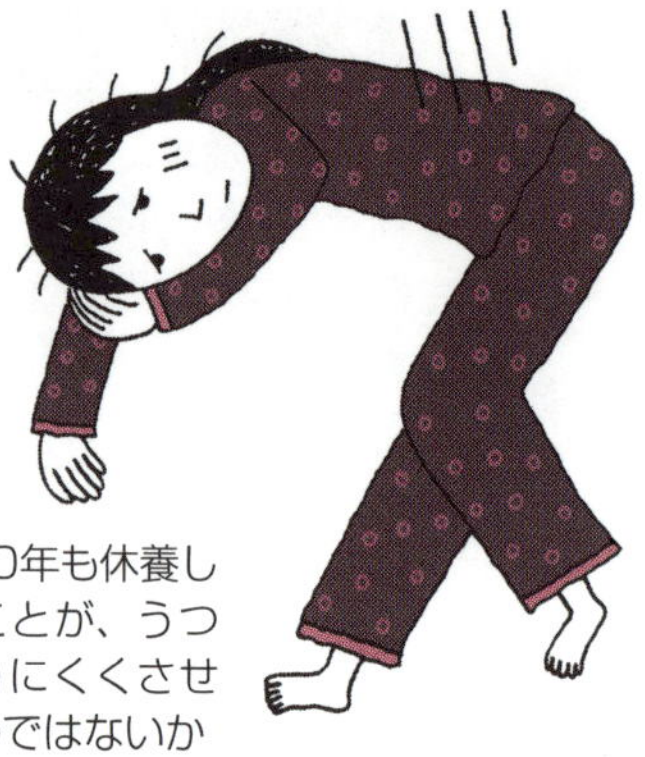

5年も10年も休養しているることが、うつ病を治りにくくさせているのではないか

↓

私は病人
私は障害者

↓

回復を遅らせる

回復を遅らせる悪循環に陥る

従来のうつ病治療では、薬物療法、精神療法、休養が基本です。患者さんも周囲の人も「うつ病なのだから休まなければ」と思いますが、これがうつ病の回復を遅らせる一因です。長期間の休養をとっているうちに、すっかり病人の気分になってしまうからです。「自分は障害者だ」「病気だ」という意識がついて、横になることが多い生活になります。体力がなくなるので、疲れやすく、だるさがとれなくなり、ますます「病気だから」と休養をとるようになってしまいます。

まさに悪循環で、回復への道すじからは遠くなる一方です。

2

絶望はどこから くるか

長い期間うつ病が治らず、患者さんは、
もう一生治らない、なにをしてもむだ、と
絶望しています。
その心を、従来にはない新しい視点から
みつめ直してみます。

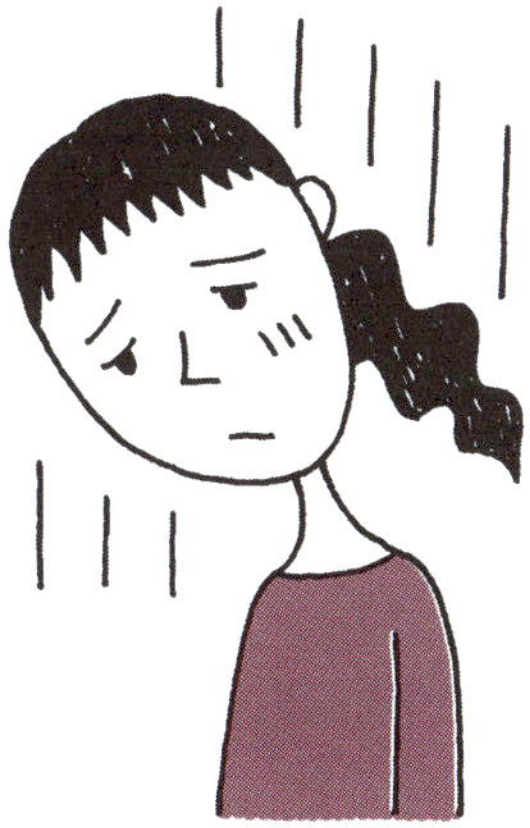

視点

患者さんの心理状態をとらえ直す

うつ病がなかなか治らないのは、従来いわれていた原因のほかにあるのではないか。新しい視点で患者さんの心理状態をみてみると、回復を妨げているものが、いくつかあることがわかりました。

視点を変える

うつ病がなかなか治らないのはなぜか。従来の視点では解決できません。そこで、視点を変えて、患者さんの心理状態をみてみました。

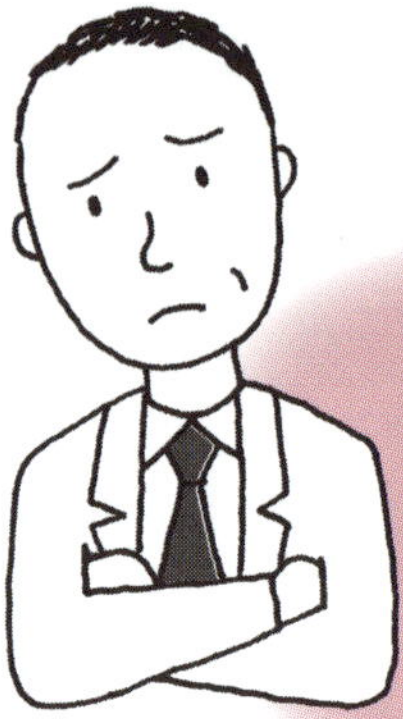

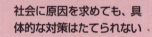

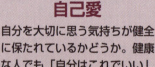

ほかの視点で考えることが必要なのではないかと、医師も悩む

従来の視点

現代は、ストレスが増大して社会全体に閉塞感があり、希望をもちにくい。ストレスにうたれ弱い人がうつ病を発症し、なかなか回復しない

↓

社会に原因を求めても、具体的な対策はたてられない

↓

かえって長期化し、治りにくくさせる結果に

新しい視点

なぜなかなか治らないのかを、患者さんの心理状態をみるという新しい視点でとらえてみた。すると、回復を妨げているもののいくつかがわかってきた

反すう

休養していても、じつは過ぎたことや未来のことを、くよくよ考えているのではないか。それでは脳や心は全然休んでいない

→P44～45

自己愛

自分を大切に思う気持ちが健全に保たれているかどうか。健康な人でも「自分はこれでいい」と思える気持ちがないと、落ち込む

→P46～47

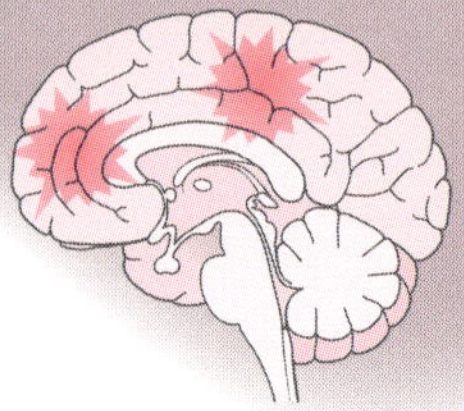

心のエネルギー

うつ病というのは元気がなくなる病気だが、心のエネルギーがすっかり失われているのかどうか。エネルギーがないから、意欲や気力がわかないのか

→P34～39

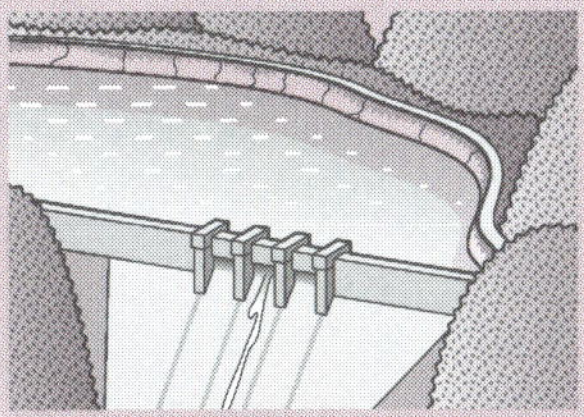

学習性無力感

なにをやっても治らないと思い込んでいないか。そうした無力感から回復をあきらめ、絶望につながっているのか

→P40～41

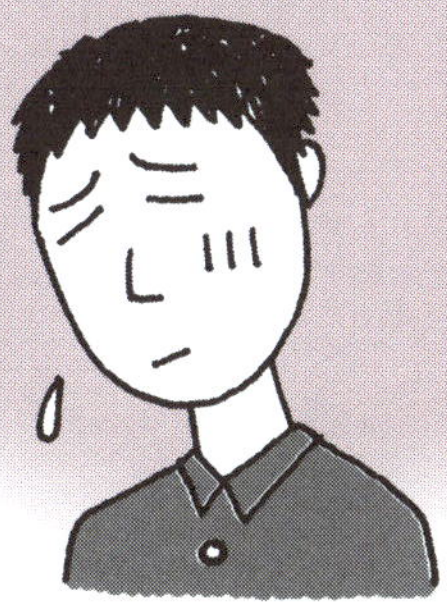

抑うつリアリズム

うつが治るということは、落ち込まなくなることなのか。元気いっぱい明るくなることをめざして、できない自分に絶望していないか

→P42～43

薬の使い方

うつ病を治りにくくさせている最大の原因は、薬の使い方ではないか

→第３章

回復のための新しい視点

長引くうつ病の患者さんをみると、うつの症状で元気がないだけでなく、薬の影響と休養のとりすぎで具合が悪くなっていることがわかります。しかし、もうひとつ、見逃せない原因があります。

もう治らないという「絶望」です。うつ病は本来治る病気なのに、長い間に、「もう治らない」とあきらめてしまうのです。

心のエネルギー①

心のエネルギーはあるのに出せない

うつ病は気力、意欲、興味など、あらゆる精神活動が失われている状態です。これは患者さんの「心のエネルギー」がなくなってしまったためかと思われていましたが、どうも違うようなのです。

状況によっては動き出せることもある

近年、うつ病の症状は人によってさまざまです。患者さんのなかには、「もう治らない」と落ち込んでいても、好きなことならできる人がいます。わがままとみられたり、新型うつ病などといわれたりしますが、うつ病が多様化したということでしょう。

これは車でいうと、ガソリンはありエンジンは壊れていないのに動かない状態といえます。ストレスがない状況では車が動くこともあります。つまり心のエネルギーはなくなっていないということ。うつ病が長期間にわたる人のなかに、こうした患者さんは少なくありません。

心理テストからわかること

うつ病がなかなか治らないと受診した患者さんに心理テストをおこなったところ、心のエネルギーの有無がみえてきました。

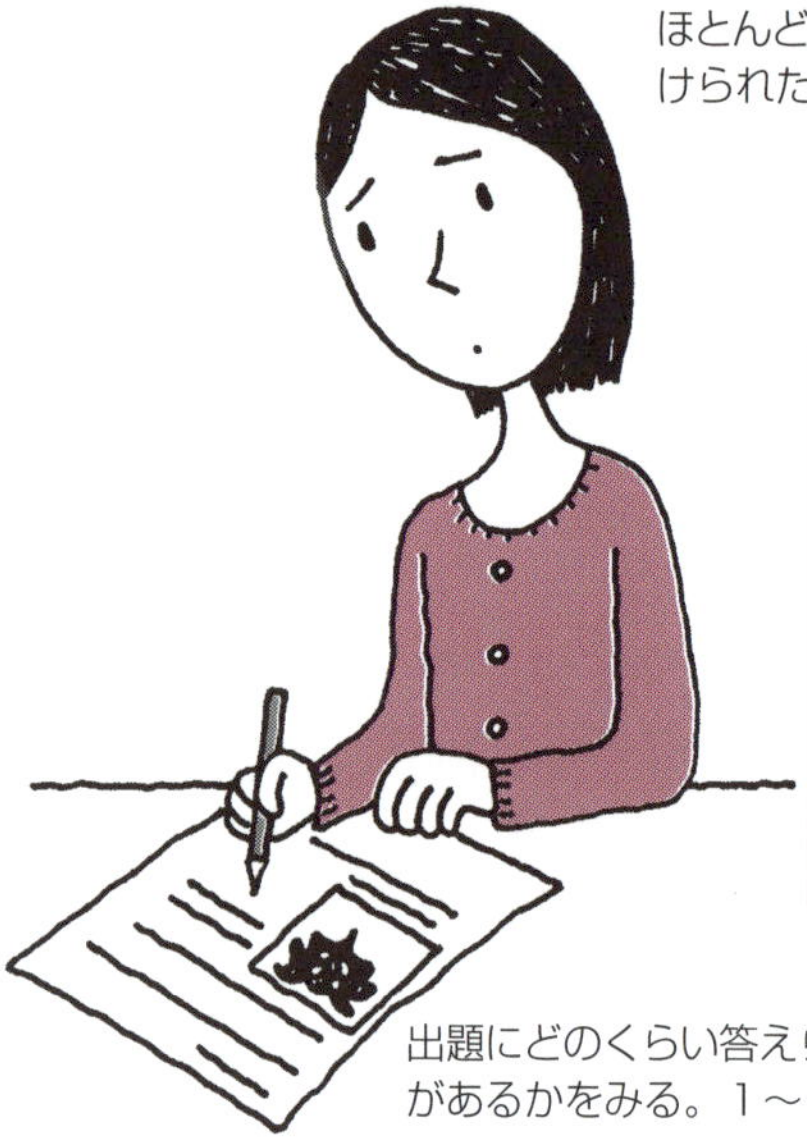

テストの内容はともかく、ほとんどの人がテストを受けられた

本人の訴え

- やる気がない
- 毎日落ち込んでいる
- 一日中寝ている
- 将来に希望がもてない
- 今の自分では不満足
- 今の自分は本当の自分ではない
- 病気は治らない

出題にどのくらい答えられるか、色への反応があるかをみる。1～2時間かかるテスト

心理テストの結果

ロールシャッハテストといい、左右対称のインクのシミのある10枚のカードをみせて、その反応から無意識の心理を分析する。代表的な投影法の性格検査（被験者各20人）

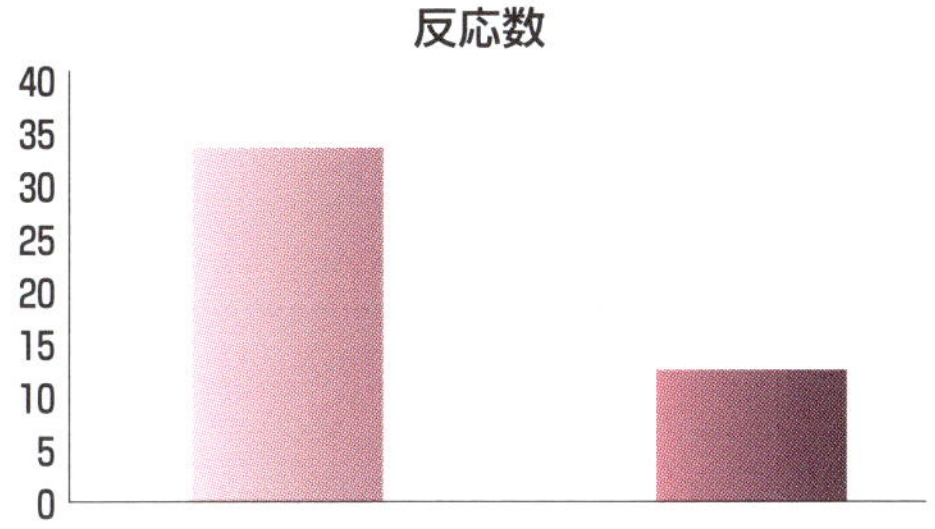

近年の慢性化したうつ病患者
健康な人と同じくらいテストをこなせる

従来のうつ病患者
テストそのものが苦痛であまり答えられない

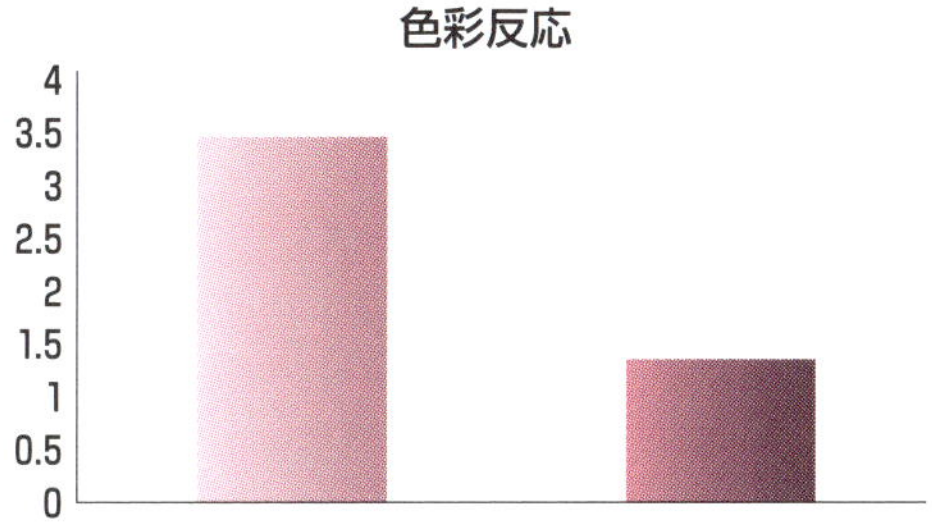

近年の慢性化したうつ病患者
健康な人と同じくらいカラーへの反応がある

従来のうつ病患者
カラーへの反応が少なく、白黒の世界になっている

考えられること　本人が思うほど心のエネルギーが減っていないのではないか

近年の慢性化したうつ病
心のエネルギーはある

落ち込んでいても、以前と同じように考えたり、感じたりする部分もある

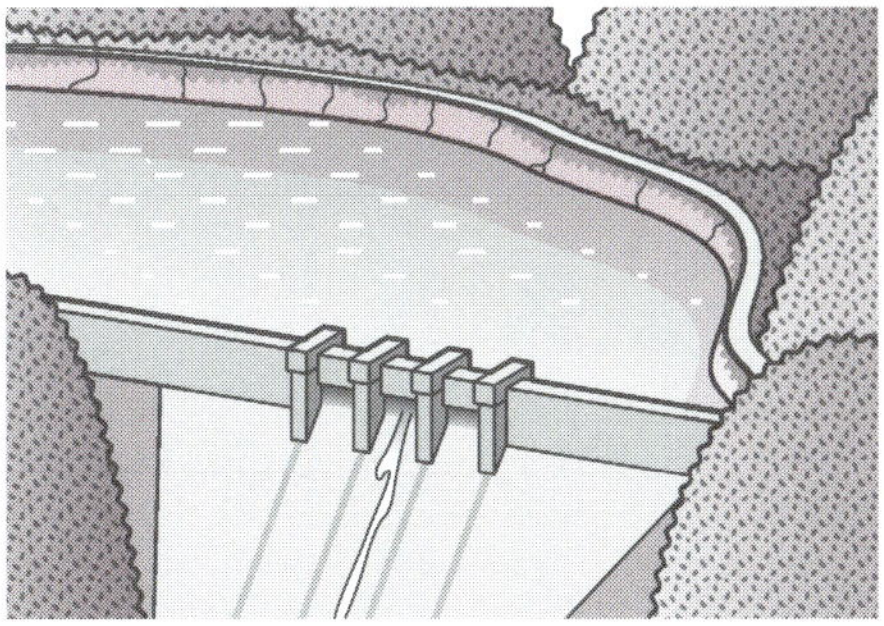

ダムに水はたたえられているが、発電所がうまく働かず、発電できないような状態

従来のうつ病
心のエネルギーが枯渇している

落ち込んで、考える力も感じる心も、ほとんど失われている

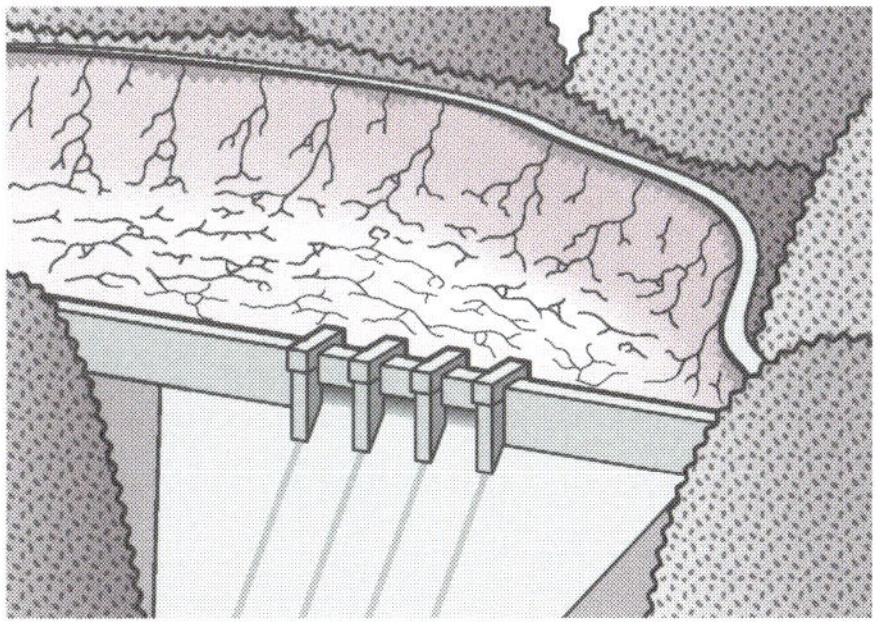

ダムに水がほとんどなく、枯渇していて発電できないような状態

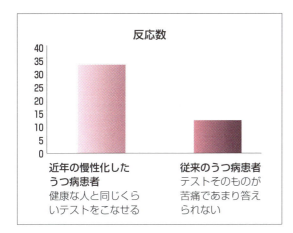

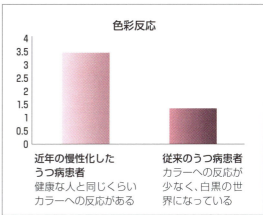

心のエネルギー②

もともとの自分がわからなくなっている

一〇年も二〇年もうつ病が治らないと、もともと自分がどういう人間だったのか、わからなくなってしまいます。回復する自分が思い描けないので、どこに向かって進めばいいのかがわからないのです。

方向がみえない

回復への道を歩まなくてはと思っても、どこへ向かえばいいのかわからず、闇の中で迷っているような状態です。本来の自分がみえなくなっているからです。

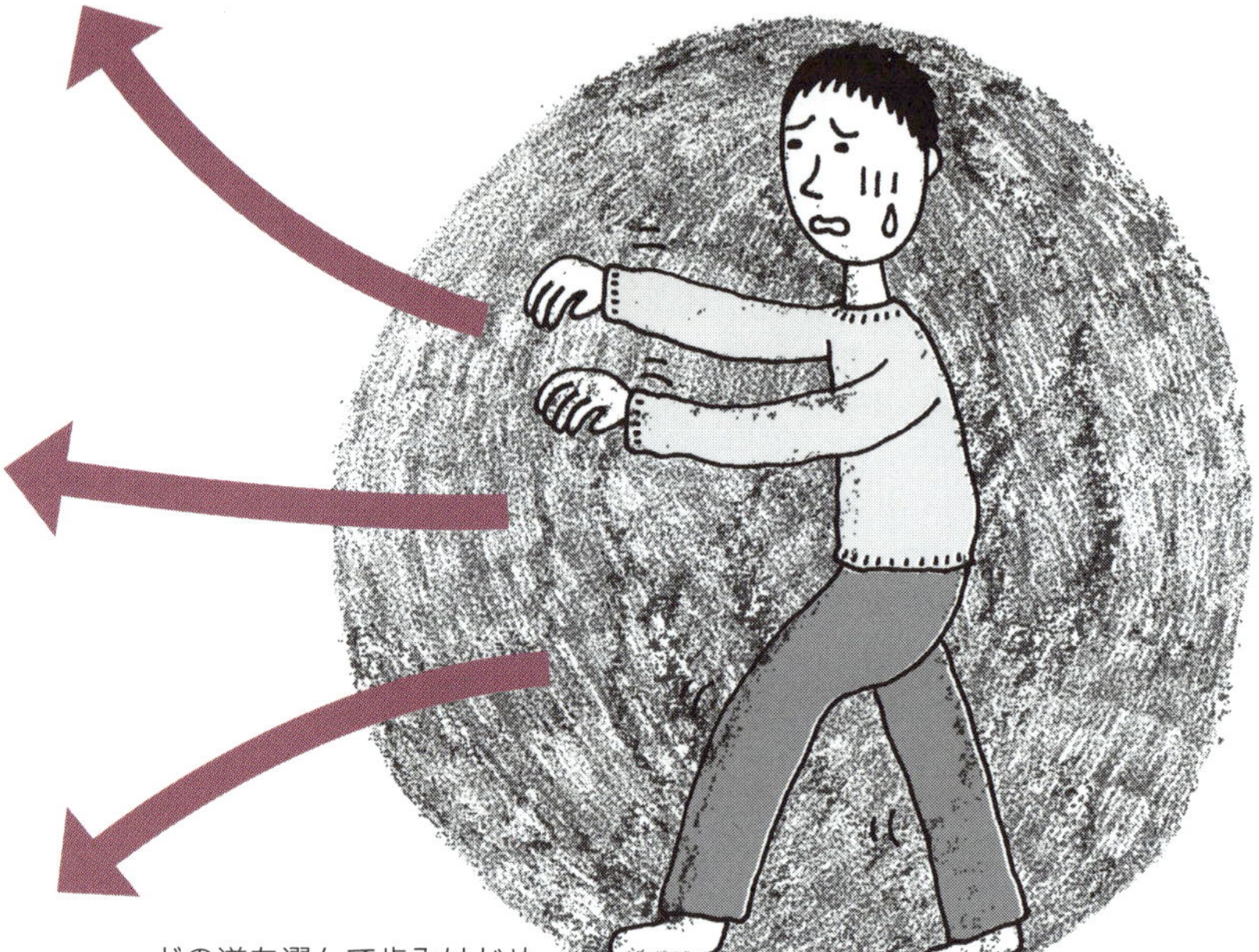

どの道を選んで歩みはじめればいいのかわからない

明るい自分?

社交的な自分?

イキイキ働いている人?

よく笑っていた?

親切な人?

おしゃべりだった?

何年もの間「病人」だった自分

発症前は仕事や家事をしていたのですが、うつ病になってから長い間なにもできなくなりました。「病人」だから、薬を飲みながら休養をとることが大切だったからです。そのため、社会的な役割がなくなり、「病人」以外の自分を失ってしまいました。

効果があるのかないのかわからない薬を漫然と飲み、やることがないから休養をとっているような状況の人も少なくありません。

ゴールなき治療になっているのは、ゴールがわからなくなっていることが一因のようです。

ずっとうつ状態だから

自分がわからなくなっているのは、長い間落ち込むだけで、気分が安定する時期がないからです。

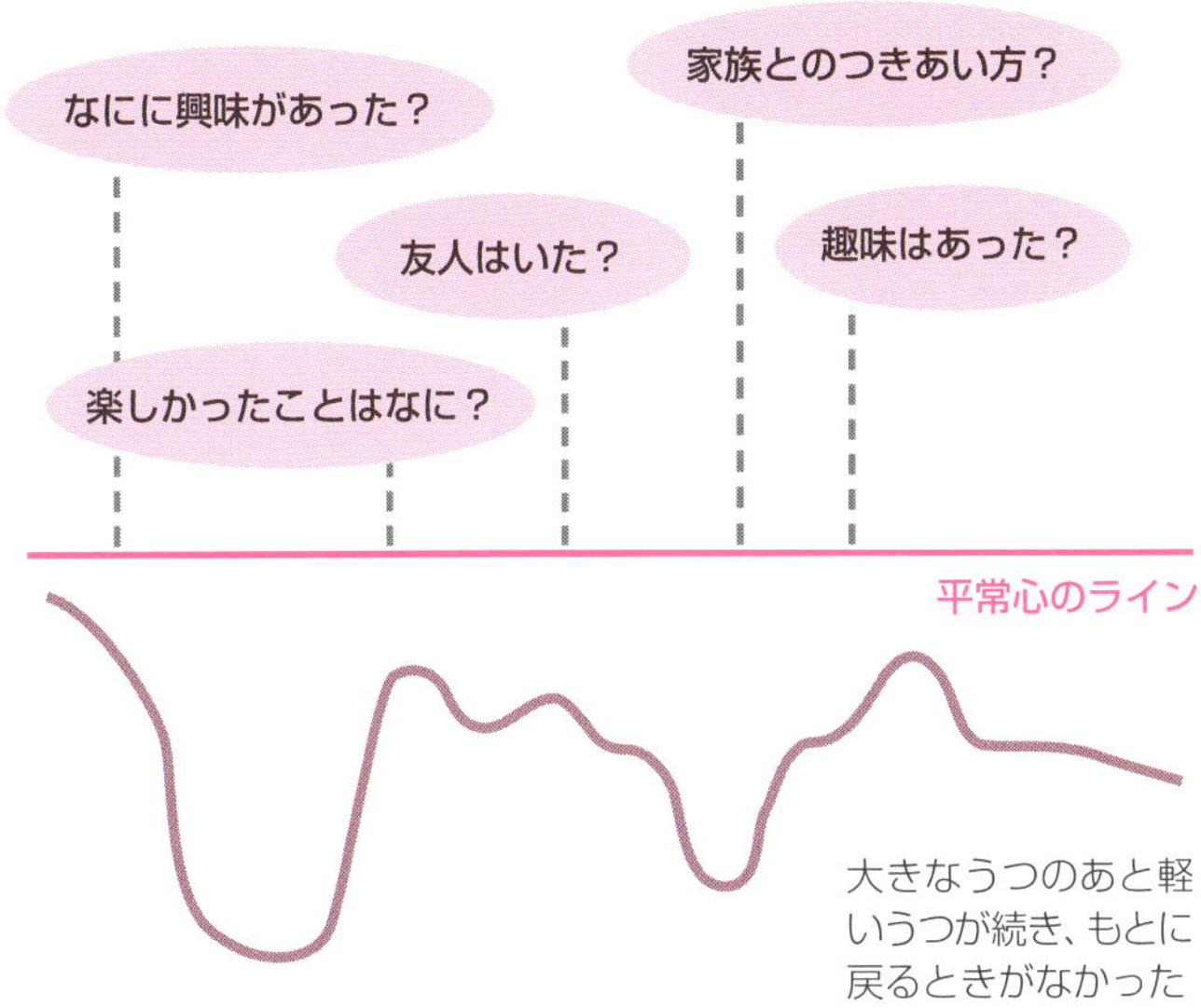
なにに興味があった？
家族とのつきあい方？
友人はいた？
趣味はあった？
楽しかったことはなに？
平常心のライン
大きなうつのあと軽いうつが続き、もとに戻るときがなかった

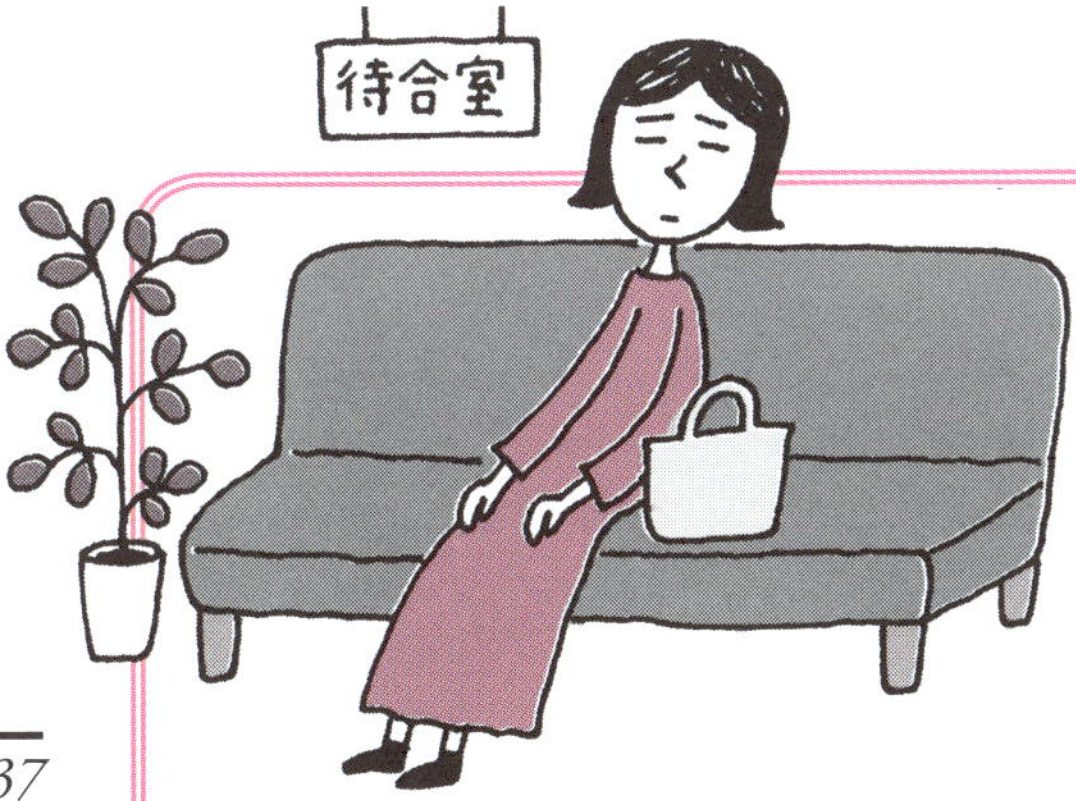
待合室

「役割は病人だけになってしまって情けない」と思う

Iさんのケース

名前を呼ばれることがなくなって

勤めていた会社をやめ、友人と会うこともなくなりました。外に出るのは、クリニックに通うときだけです。

あるとき気づいたのですが、名前を呼ばれるのは、「Iさん、お入りください」と診察の順番がきたときだけ。名前を呼ばれるのは、社会の中に自分の役割があるということ。今は社会の中で自分の役割もなくなってしまったのですね。

心のエネルギー③

一日中寝ていれば、だれでも落ち込む

うつ病には休養が必要といっても、長期間にわたると、悪影響を及ぼします。これはうつ病の人に限りません。健康な人でも長期間寝ていれば、体力も気力もなくなり、落ち込んでくるものです。

寝ている時間が長い

ある患者さんに、日々の活動状況をみる検査をおこないました。赤いラインが眠っているときなので、一日中ほとんど眠っていることがわかります。このとき、眠気が出る薬は使っていません。

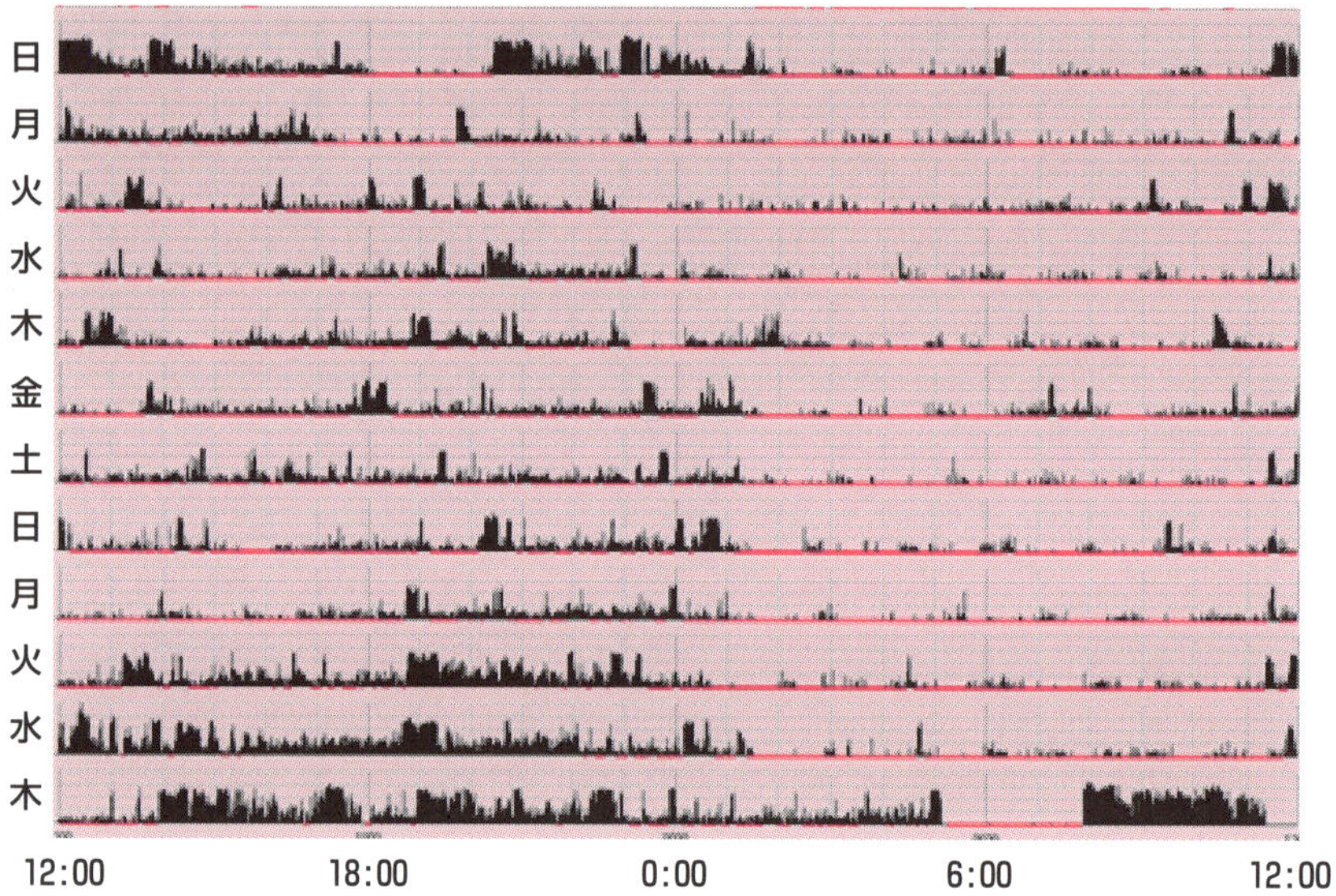

体動をキャッチするセンサーを３週間つけた結果の一部。体動があると黒い表示になる

ほとんど一日中寝ている

なかなか治らないうつ病の患者さんに生活実態を聞いてみると、ほとんど一日中なにもできずに寝ている人が多いのです。ただ横になっているだけの人や、浅く眠っている人もいます。

健康な人はこんなに寝ていられないでしょう。うつ病の人がなぜこんなに寝ていられるのかというと、ひとつは、症状としての過眠があります。薬の副作用で眠ってしまう場合もあります。

起きていてもつらいから寝る

しかし、自ら眠りの世界に入っ

なぜ起きられないのか

寝ていることを自ら選んでいるといっても、現実逃避しているなどと自覚はしていないようです。

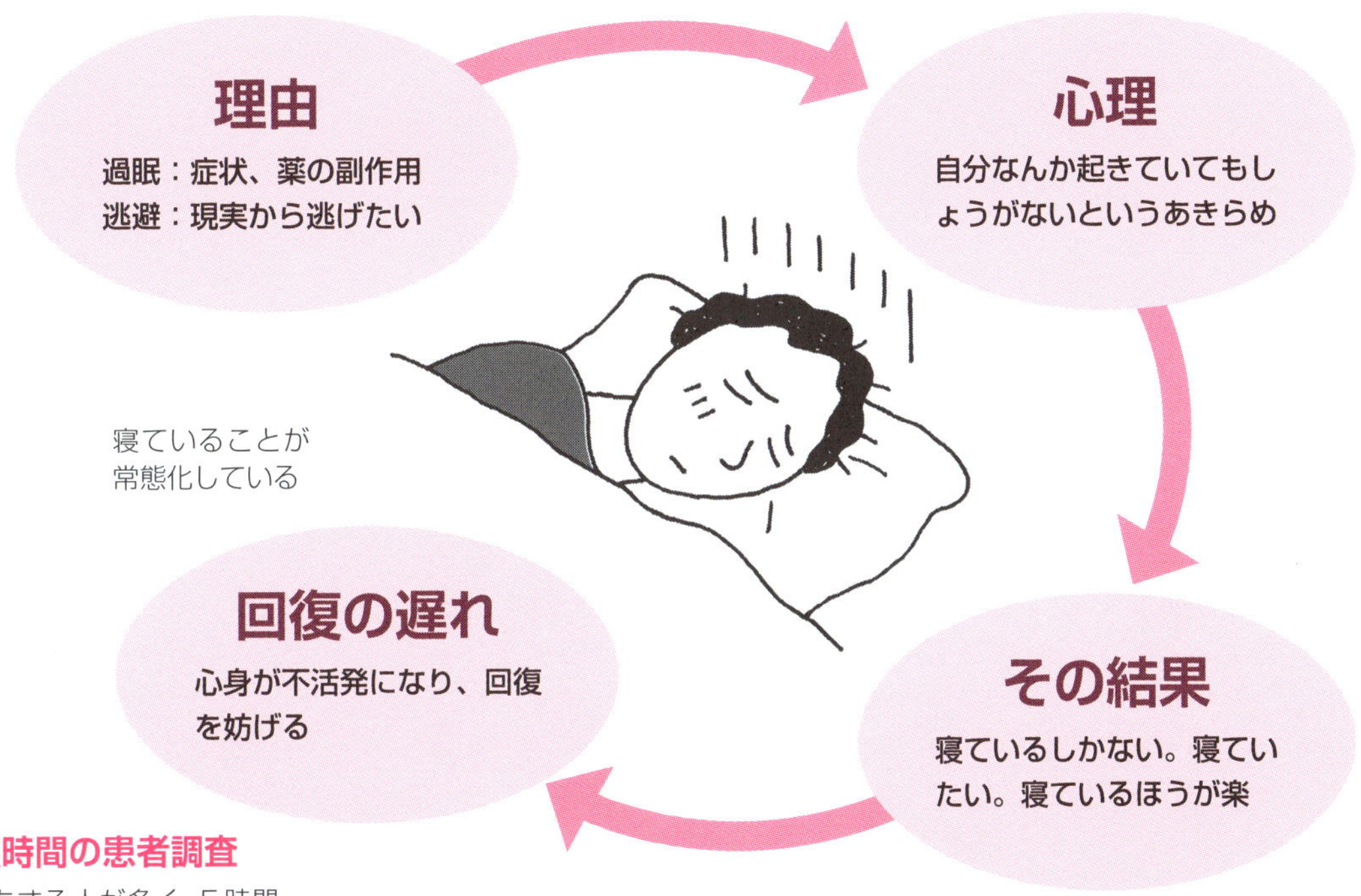
理由
過眠：症状、薬の副作用
逃避：現実から逃げたい
心理
自分なんか起きていてもしょうがないというあきらめ
その結果
寝ているしかない。寝ていたい。寝ているほうが楽
回復の遅れ
心身が不活発になり、回復を妨げる
寝ていることが常態化している

昼寝時間の患者調査

昼寝をする人が多く、５時間以上寝ている人は３割以上

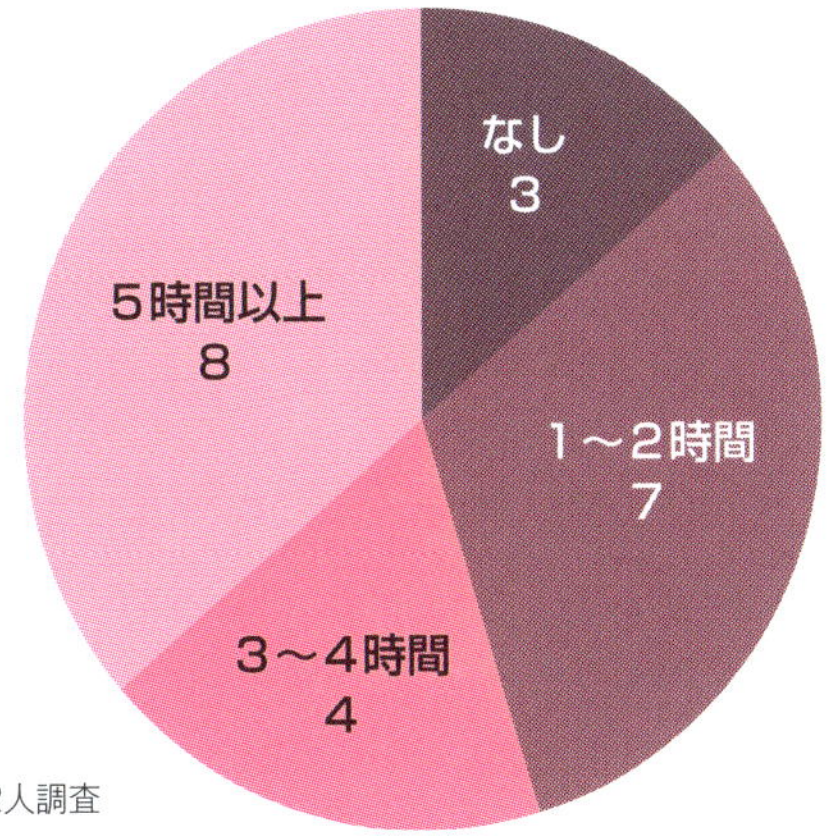
なし
3
1～2時間
7
3～4時間
4
5時間以上
8

22人調査

てしまう場合が決して少なくありません。起きていてもやることがない、自分なんか役に立たない、起きているとつらい、いやなことを考えてしまうなどの現実から逃れ、むしろ積極的に、寝ていることを選んでいるのです。

寝ていることの弊害は、うつ病の回復を遅らせるだけでなく、肥満にもつながり、体の健康もむしばみます。

「起きよう。起きなくてはいけない」と思わなければ、回復への一歩をふみだすことはできません。

学習性無力感

「どうせ治らない」とあきらめている

一日中寝ているのも、心のエネルギーがないと感じるのも、「どうせ治らない」とあきらめているから。そのあきらめが絶望にもつながります。なぜ、そのようにあきらめてしまうのでしょうか。

むだだと学び無力になっている

なかなか治らないうつ病で受診する人に問診をすると、希望をなくしている人が多いのです。なにをやっても治らなかったので、むだだと思い込んでいることが、回復を遅らせています。

ストレスの研究では、ストレッサー（ストレスの原因）を自分ではどうにもできない、コントロール不能な状況が大きな苦痛になることがわかっています。ストレスがあっても自分でコントロールできれば、心は折れません。

うつ病が治らないのは病気をコントロールできないため。なにをしてもむだだと学びつづけるので、絶望感は深くなっていきます。

本人の意識

「うつ病が治らない」と受診した患者さんに、現在の意識についてアンケートをおこないました。希望をなくし、自分ではどうにもできないと思っている人が多いことがわかります。

（初回の受診時。13人調査）

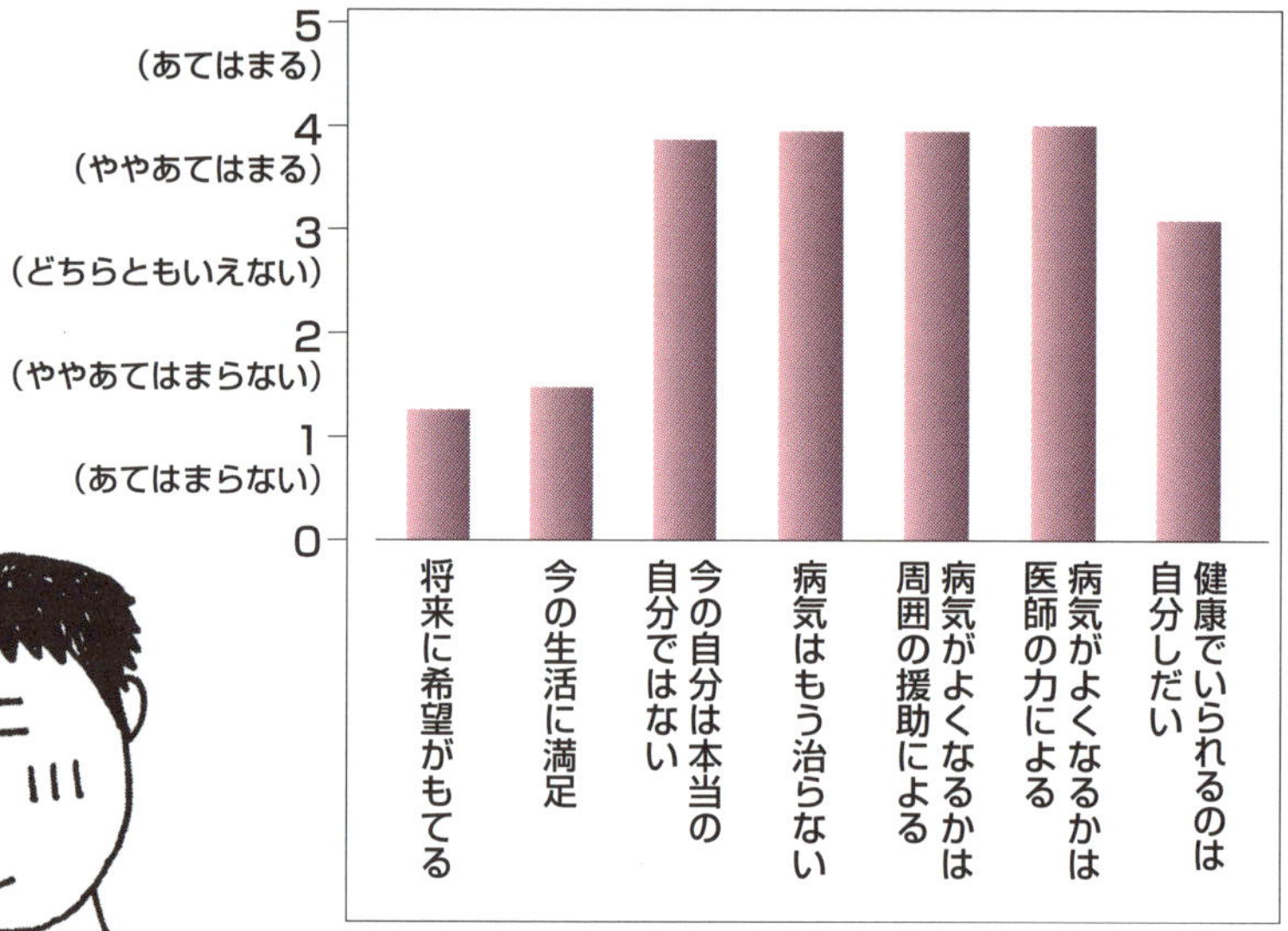

質問に自分の意識がどのくらいあてはまるかを５段階で答えた平均値

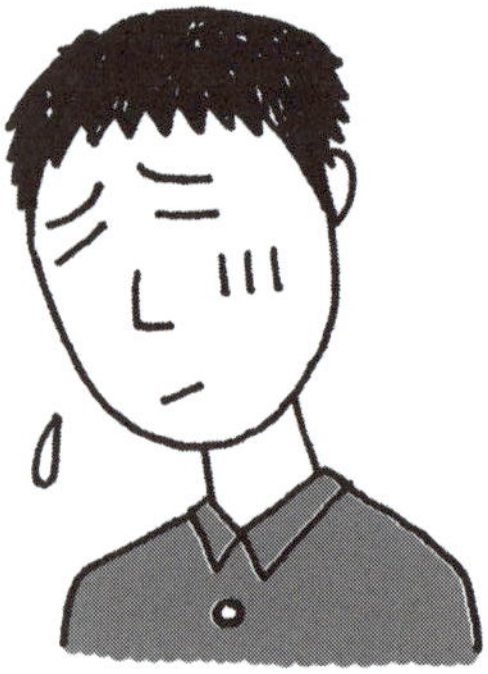

初回の受診時から、自分ではどうにもできないというあきらめ感が強いことがわかる

学習性無力感とは

自分の力ではどうにもならない、なにをしてもむだだとあきらめる心理を学習性無力感といいます。学習性無力感によって、自分でなんとかしようという意欲がなくなり、回復を医師や周囲の人にまかせてしまいます。

実験の概要
長期にわたってストレスから逃げられない環境におかれた動物は、その状況から逃げる努力すらしなくなる。また、それをみている動物は、うつ的になる

実験からわかったこと

なぜ罰せられるかわからない刺激が与えられる環境にいて、「なにをやってもむだだ」という認知を形成した場合に、学習に基づく無力感が生じ、それはうつ病に類似した症状を呈する

なぜこんなストレスを受けるのか

うつ病が治らず、苦しみがずっと続く。それがなぜかわからない

なにをやってもむだ

薬を替えたり、増やしたり、さまざまな治療を受けた。しかしよくならない。もうなにをやっても、うつ病は治らないんだから、むだなことだと思う

学習する

無力感が生じる

あきらめてしまい、なにもやる気がなくなる。自分にはどうにもできないし、もう治らないと絶望する

うつ病の症状に似ている

意欲のなさ、気力のなさは、うつ病の症状に似ている。そのため、絶望感が病気からきているのか、学習性無力感からきているのかが判然としなくなる

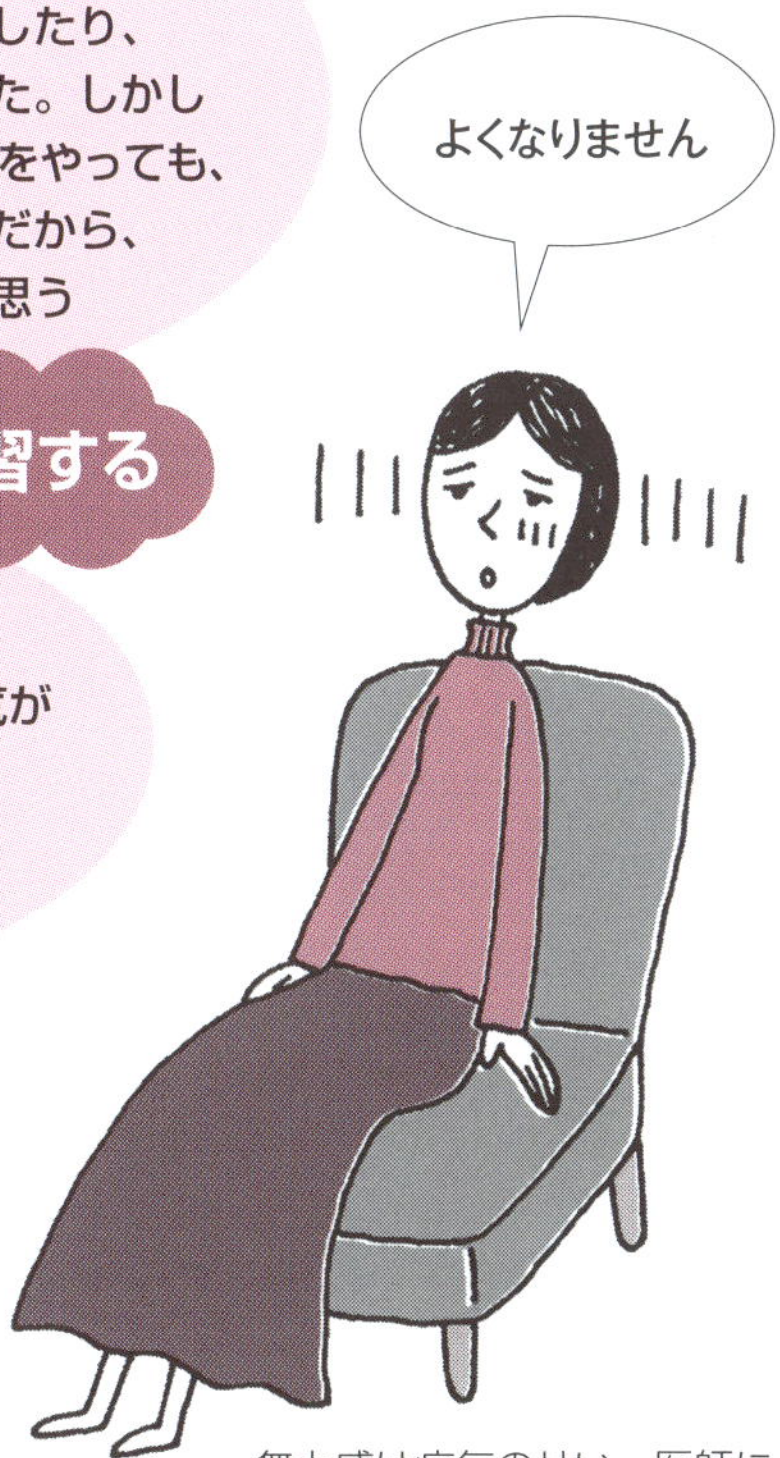

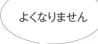

無力感は病気のせい。医師になんとか治してほしいと、自分の病気を任せてしまう

「落ち込むのはダメ」という思い込み

うつ病の治療では、明るく元気にプラス思考になることをめざすのが一般的です。しかし、なかなか治らないうつ病の人にとって、その目標が、さらに気持ちを落ち込ませることになります。

落ち込む自分を否定しつづける

うつ病が長引くうちに、なにが治るということなのか、わからなくなっています。落ち込むのはダメだと思い込み、元気いっぱいになれない自分を否定しています。

しかし、そのとらえ方こそが、うつ病からの回復を妨げる一因になっています。抑うつに陥りやすい人は、ものごとを深刻にみすぎる傾向があるようです。

うつ病からの回復を考えるとき、抑うつリアリズムという説がヒントになるでしょう。健康な人には楽観バイアスがかかり、ものごとを実際より楽観的にみる傾向があるのです。

抑うつリアリズムとは

少し抑うつがあるほうが、正確なコントロールの判断をして、世の中を冷静に見ているという説。

健康な人は、少し楽観的にかたよっていて（楽観バイアスがかかっていて）、実際以上にものごとを自分でコントロールできると錯覚している。

めざすのはどこか？

うつ病の治療では、前向きに元気になることを目指すのが一般的です。しかし、これは初期や回復期のうつ病では有効ですが、難治性の患者さんには、あてはまらないようです。

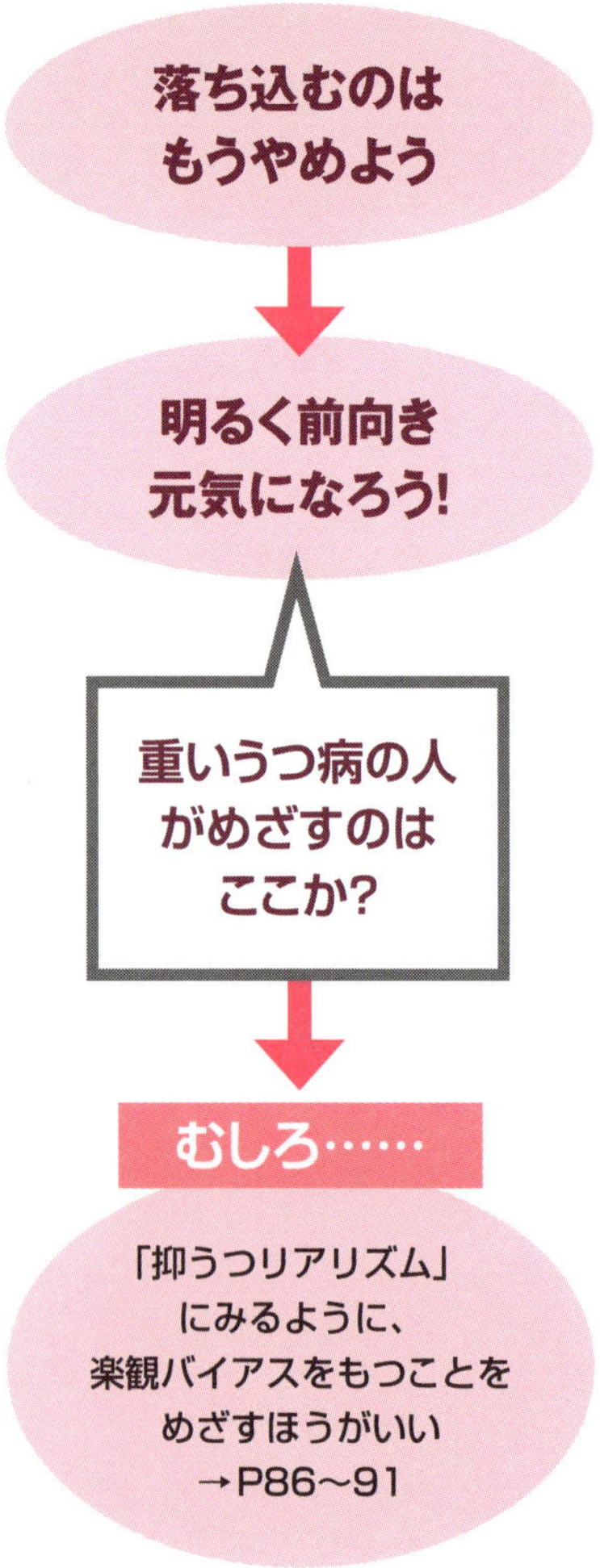
落ち込むのは
もうやめよう
明るく前向き
元気になろう!
重いうつ病の人
がめざすのは
ここか?
むしろ……
「抑うつリアリズム」
にみるように、
楽観バイアスをもつことを
めざすほうがいい
→P86～91

実験からわかる抑うつリアリズム

米国の心理学者セダーストロムの実験によると、少しうつ的な人のほうが現実を直視していることがわかりました。健康な人は、むしろいいかげんで適当な面があります。現実を楽観的にとらえる「楽観バイアス」がかかっているからです。

大学生97人の実験 テストのあと、自分の予想と実際の○×がずれた率

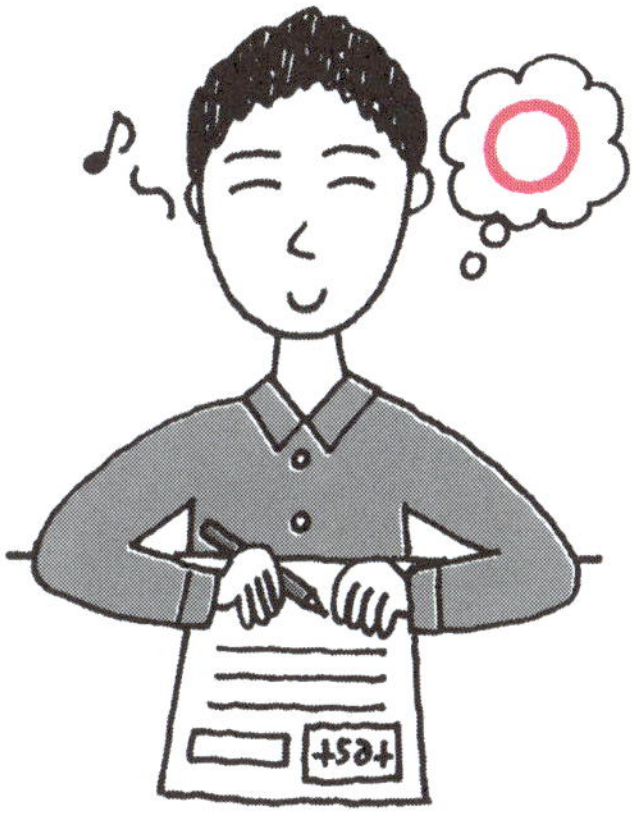

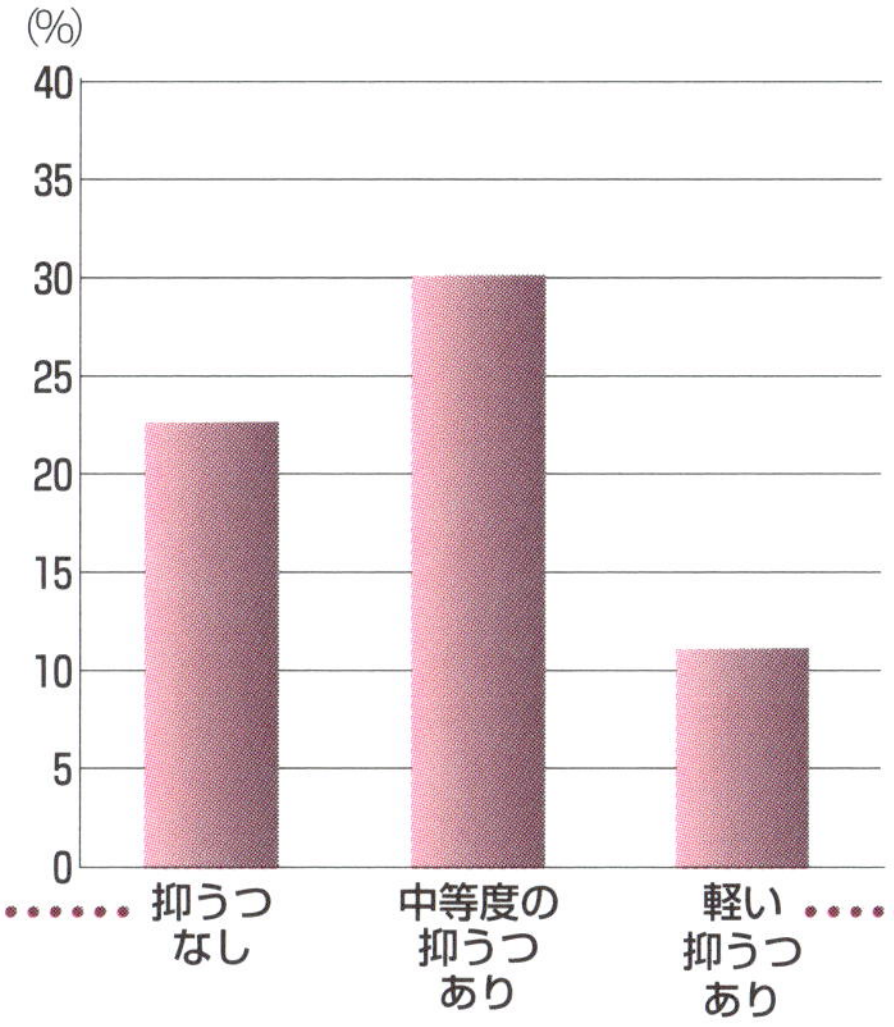

現実をみていない

抑うつがない人は、自分では正解を書けたと思っても実際は間違えているものが20%以上あった

「抑うつなし」と「中等度の抑うつあり」に統計学的な有意差はない

より現実をみている

軽い抑うつがある人は、正解だと予想したのに間違えていたものは11%程度。結果を冷静に予想でき、実際との開きが小さい

楽観バイアス

イリュージョン・オブ・コントロール
（なんとかなるさという錯覚・幻想）

楽観バイアスがかかっているからこそ、健康な人は「明日死ぬかもしれない」などとおびえず、生きていられる

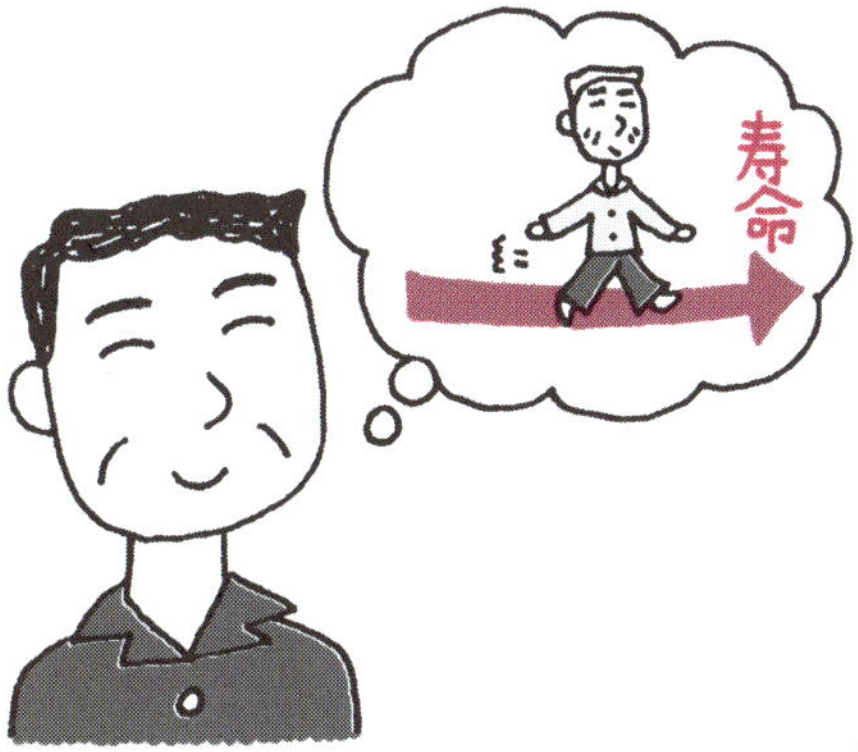

抑うつリアリズム

軽い落ち込みがある健康な人では楽観バイアスが小さい。うつ病の患者さんでは、逆に実際以上に悲観的にみるネガティブバイアスがある

注意：P43で述べる「抑うつがある人」とは、うつ病の患者さんではない
実験の3分類はCES-D（抑うつの自己評価尺度）による

(Soderstrom et al.COGNITIVE NEUROPSYCHIATRY 2011,16(5):461-472)

反すう

休養しているのに脳は休んでいない

うつ病の患者さんの脳を調べているなかで、わかったことがあります。それは、体を休めているときでも、脳が休んでいないということ。うつ病ではない人より、過剰に働いている場所があるのです。

脳のデフォルトモードネットワーク

なんらかの思考や注意をしていない、ぼんやりと安静状態にあるときにだけ活動する脳の場所があります。その場所は複数あり、お互いに関連しあっていることから、「デフォルトモードネットワーク」と呼ばれます。

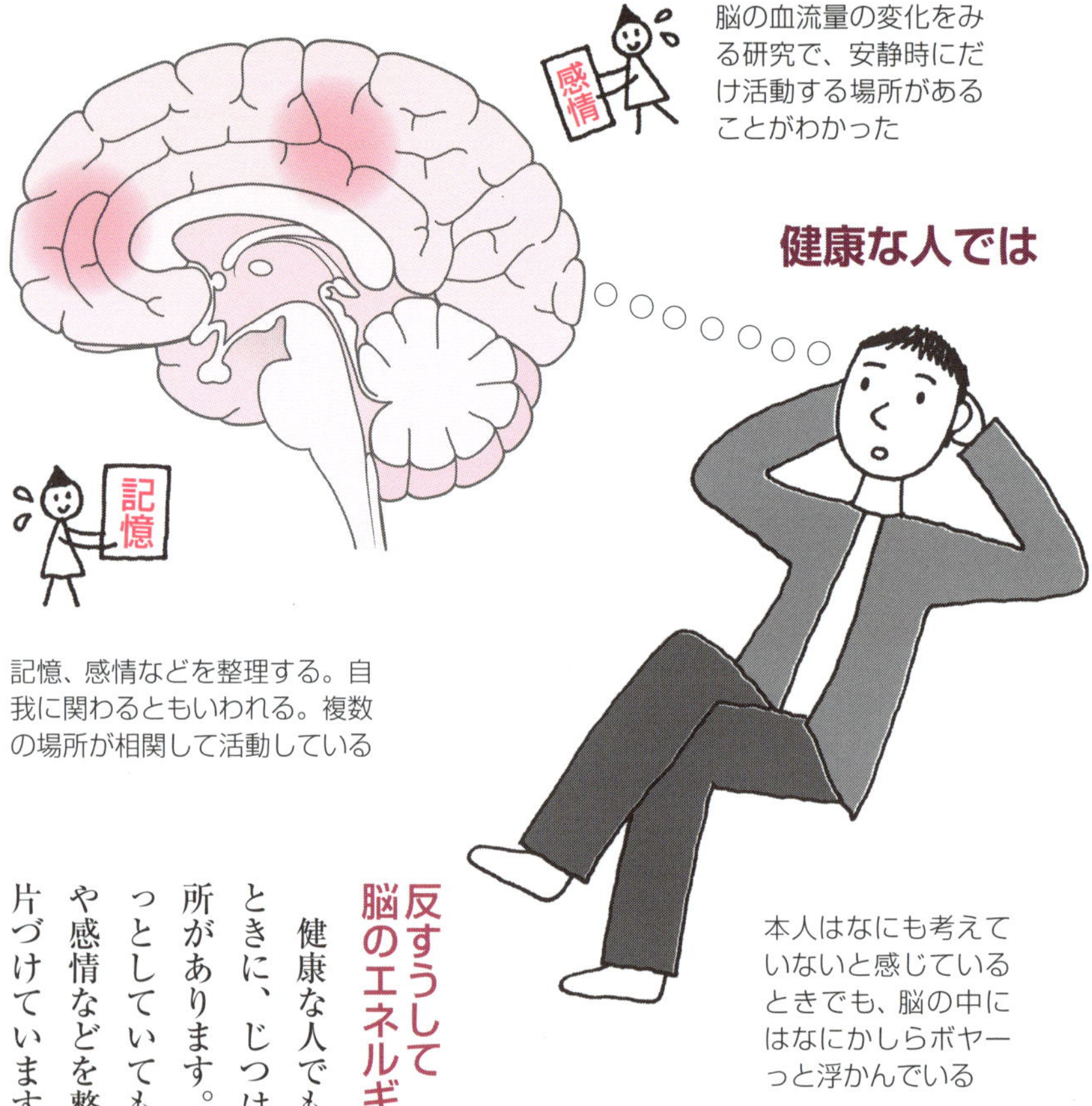

脳の血流量の変化をみる研究で、安静時にだけ活動する場所があることがわかった
感情
記憶
記憶、感情などを整理する。自我に関わるともいわれる。複数の場所が相関して活動している
健康な人では
本人はなにも考えていないと感じているときでも、脳の中にはなにかしらボヤーっと浮かんでいる

反すうして脳のエネルギーを消費

健康な人でも、安静にしているときに、じつは働いている脳の場所があります。なにも考えずボーっとしていても、その場所は記憶や感情などを整理して、脳の中を片づけています。このような活動

なにをしているのか

うつ病では

次々に浮かぶネガティブな思考や意識を大忙しで整理している

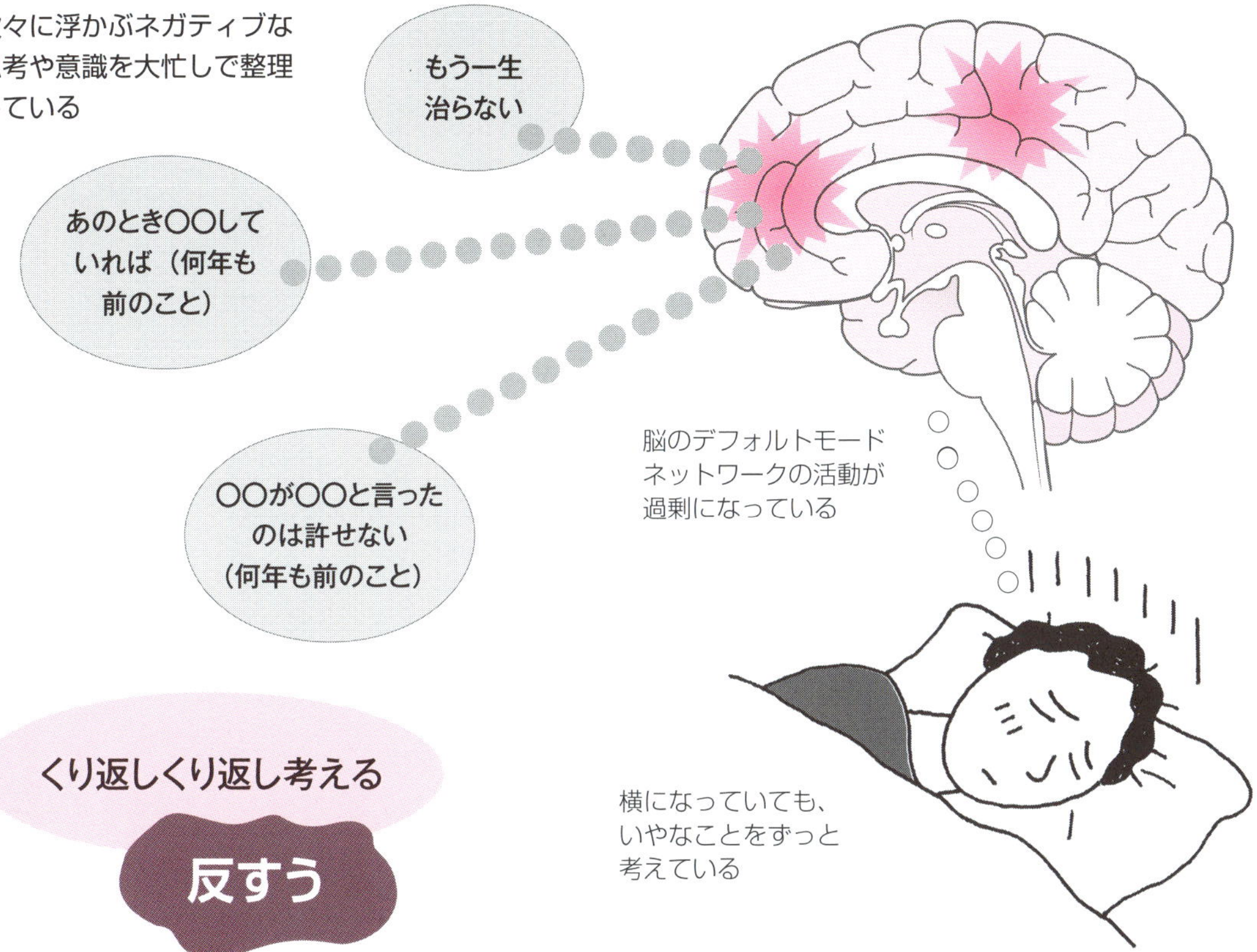
もう一生
治らない
あのとき〇〇して
いれば（何年も
前のこと）
〇〇が〇〇と言った
のは許せない
（何年も前のこと）
脳のデフォルトモード
ネットワークの活動が
過剰になっている
横になっていても、
いやなことをずっと
考えている

くり返しくり返し考える

反すう

↓

エネルギーをかなり使う

↓

体は休んでも
脳は疲れきってしまう

をしている脳内の神経回路をデフォルトモードネットワークといいます。うつ病の患者さんは、ここの活動が過剰になっています。

本人に聞くと、「横になっていても、いやなことをくり返し考えている」。牛が同じ食べ物を反すうするように、何度も何度も過去のいやなこと、未来の心配ごとを考えつづけているというのです。

脳を過剰に働かせれば、多くのエネルギーを消費します。うつ病で自宅療養しても、療養になっておらず、「反すう」が回復を遅らせていることがわかりました。

「自分なんて」という自己愛の傷つき

自己愛というと「わがまま」「自己中」を想像するかもしれませんが、健全な自己愛とは、自分を大切にする気持ちです。うつ病が治らないのは、自己愛が傷ついているからです。

自己愛とは

自分を大切に思う気持ち。「自尊心」ともいえます。人間は落ち込むようにできていて、「あなたはそれでいい」とサポートされていないと、健全な自己愛は保てなくなります。

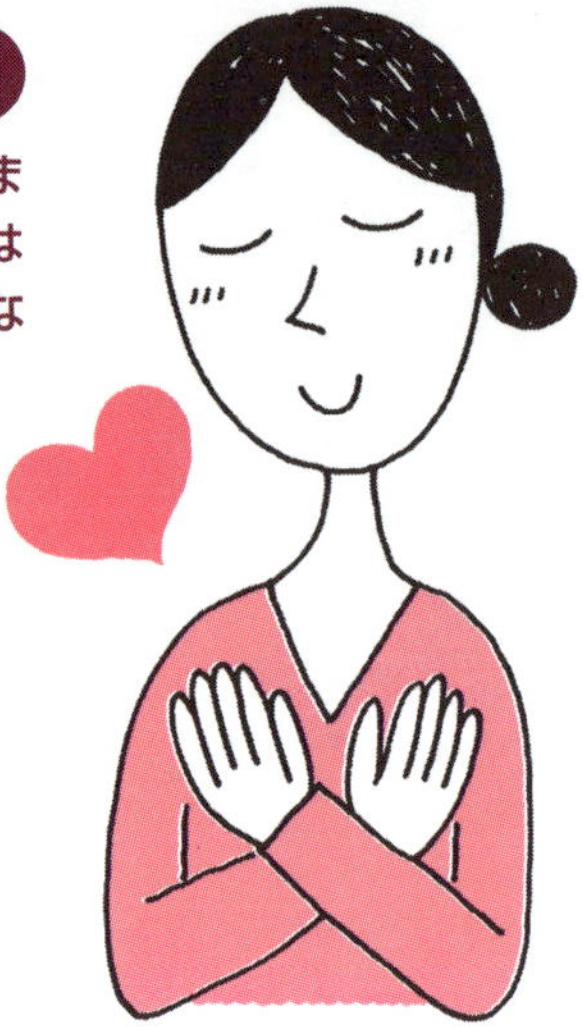

「自分はかけがえのない存在」と自分を愛する気持ちがないと、「生きていてよかった」と思えない

自己愛を満たしてくれるもの

自分をほめたり、みたりしてくれる対象

そのままのあなたでいいと、認めてくれる対象。

母親的な存在

理想や尊敬できる対象

将来の自己像の目標になる対象。

父親的な存在

自分と共通点があると感じられる対象

自分はひとりではない、みな同じなんだと共通点をみつけられる対象。自分を支えてくれる仲間や友だち

心理学者のハインツ・コフートは、自己愛を満たすためには、3つの対象を必要とするとした

自己愛の傷つきとは

うつ病がなかなか治らず医師や家族の世話になっているだけで、社会的な役割を失い、自分の存在を否定されているかのように感じています。

もともと弱い人もいる

健全な自己愛が育っていない人や、うたれ弱い人、自己否定感が強い人もいる

うつ病が長引く

↓

自分はダメな人間だ

傷つく

↓

生きている意味がわからない

↓

自分なんて生きていても
しょうがない

孤独感も影響する

病気が長引くと、友人や仲間はほとんどいなくなっている。ほめてくれる人もいないし、理想も失っているだろう。自己否定するとき、「そんなことはない」と言ってくれる人がいないと自己愛を損なう

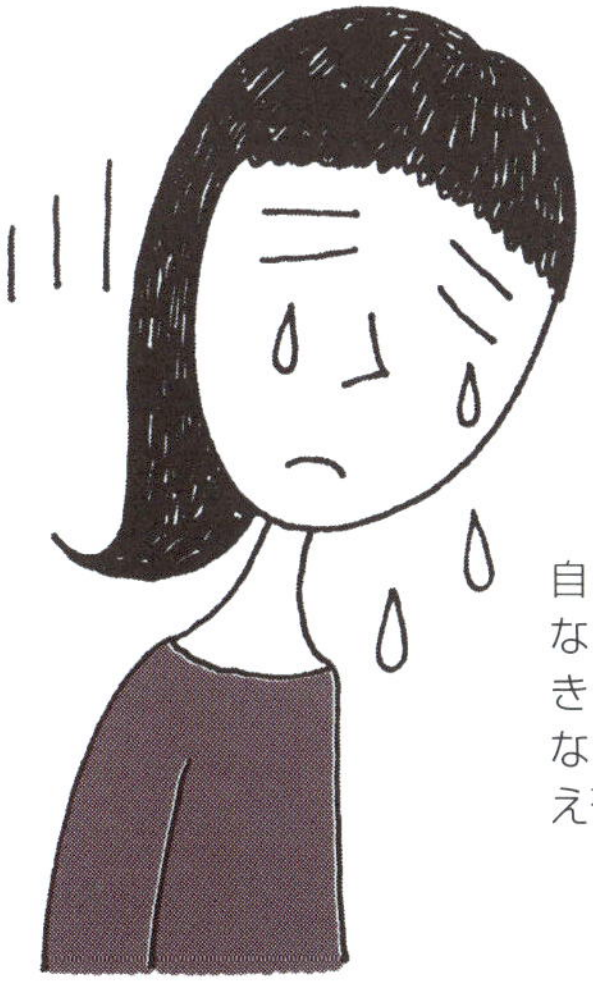

自分は特別ダメな人間だから生きている価値がない、と存在さえ否定する

自分を大切に思えなくなっている

うつ病で自己愛が傷ついている人のなかには、自己愛が健全に育っていない人や、傷つきやすい人もいますが、ほとんどはうつ病が長引いているため「自分なんて」という意識になっています。「最近の若者はうたれ弱い」などということではなく、年齢性別関係なく、その状況に置かれたら、だれもが陥る可能性があります。

学習性無力感もあって、希望ももてず漫然と治療を続ける結果になっています。

COLUMN

電気けいれん療法も 磁気刺激治療も受けたけれど

できることはすべてやってきた

うつ病がなかなか治らず、治療法を模索してきた人の多くは、電気けいれん療法や磁気刺激治療も受けています。

電気けいれん療法（ＥＣＴ）は一般的に電気ショックともいわれ、脳に電流を流すもので、重いうつ病が対象の治療法です。磁気刺激治療は頭部に磁気コイルをあてて脳に刺激を与える方法です。

電気けいれん療法は入院でおこなうのが原則ですが、外来でおこなっているクリニックもあります。通常、一〇回から一二回かけますが、保険適用です。磁気刺激治療は外来でおこないます。

だれにでも効くわけではありません。わらをもつかむ思いで電気けいれん療法や磁気刺激治療を受けても効果がないと、「結局なにをやってもむだ」と思い込む結果になるだけです。

治る人もいるが……

ＥＣＴは典型的なうつ病なら高い効果があるといわれます。ただ、効果は持続しないので、ＥＣＴ後に薬を続けます。回復のきっかけになる人もいますが、効果がなくなって追加のＥＣＴをおこなう人もいます。

磁気刺激治療はＥＣＴほどの劇的な効果はありませんが、抗うつ薬との併用で薬物治療抵抗性（薬が効かないタイプ）のうつ病にも中等度の効果があることが示されています。

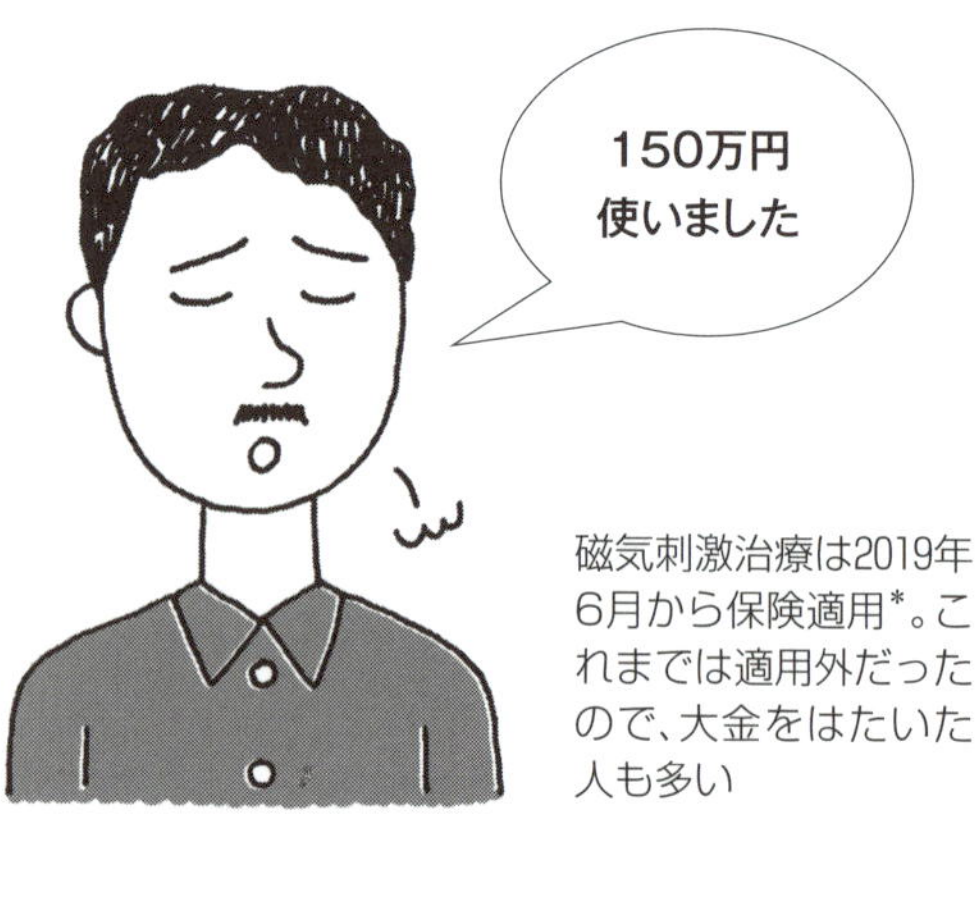

磁気刺激治療は2019年6月から保険適用＊。これまでは適用外だったので、大金をはたいた人も多い

＊条件あり。医師に確認を

3

効果のない薬を整理する

抗うつ薬、抗不安薬、睡眠薬……
多くの薬を、漫然と飲んでいないでしょうか。
必要な薬だけ飲むようにしないと
かえって病状を悪化させることもあります。
医師と相談しながら、薬を整理しましょう。

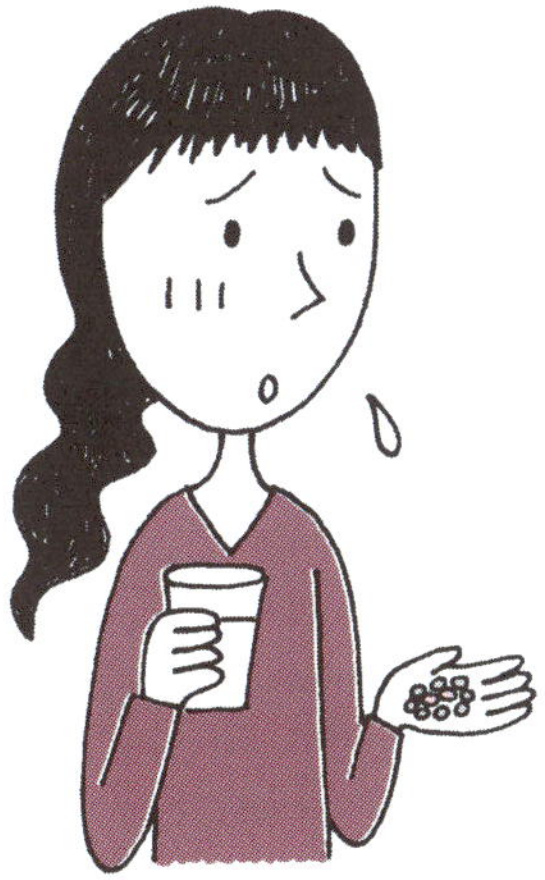

長期投与

精神科で処方される薬は脳に作用する

抗うつ薬などの向精神薬（→P28）は、感情や気分、意識、行動などを変える薬です。脳の機能に作用するので、ときには性格を変えてしまうほど効くこともあります。

長期化の影響

抗うつ薬などの向精神薬を長期間飲むことによって、さまざまな影響があり、薬じたいが回復を遅らせていることがあります。

情動の変化
感情が鈍くなり、無神経になったり、衝動的になったりすることもある

慢性化
かえってうつ症状が慢性化することがある

気分の不安定化
双極性障害だった場合、躁へのスイッチが入ってしまう。あるいは薬が効きすぎて気分が不安定化する

体重増加
10kg、20kg、ときに40kg以上増える人もいる

脳の機能の変化
服用した薬により神経に変化が生じる。薬を減らすと苦しい症状が出る

離脱症状
服用が長期にわたるほど少しの減薬でも離脱症状が出る。依存性がないといわれる薬でも症状が出る

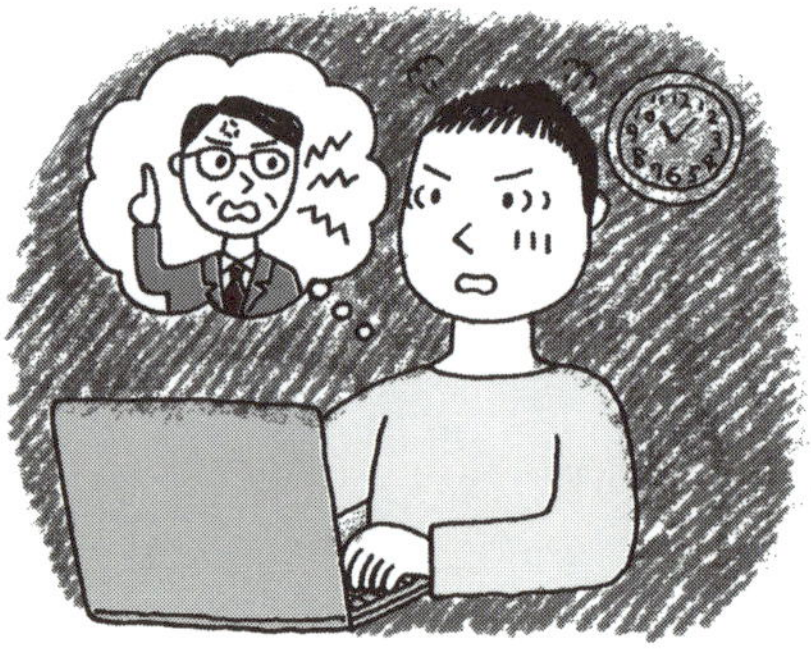

療養生活が長期間にわたり、運動不足も加わって太る

薬の作用のしくみ

うつ病で第一選択薬（もっともすすめられる薬）となる抗うつ薬のＳＳＲＩについて、脳の機能の変化を調べた研究があります。短期間の服用ならほとんどの機能は戻りますが、長期服用で戻らなくなる機能もあります。

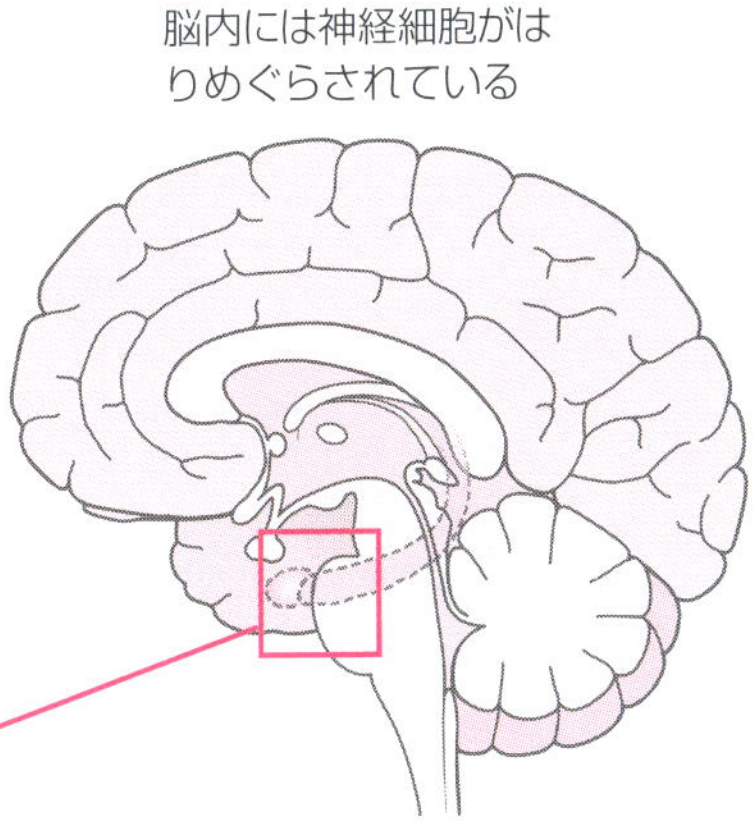
脳内には神経細胞がはりめぐらされている

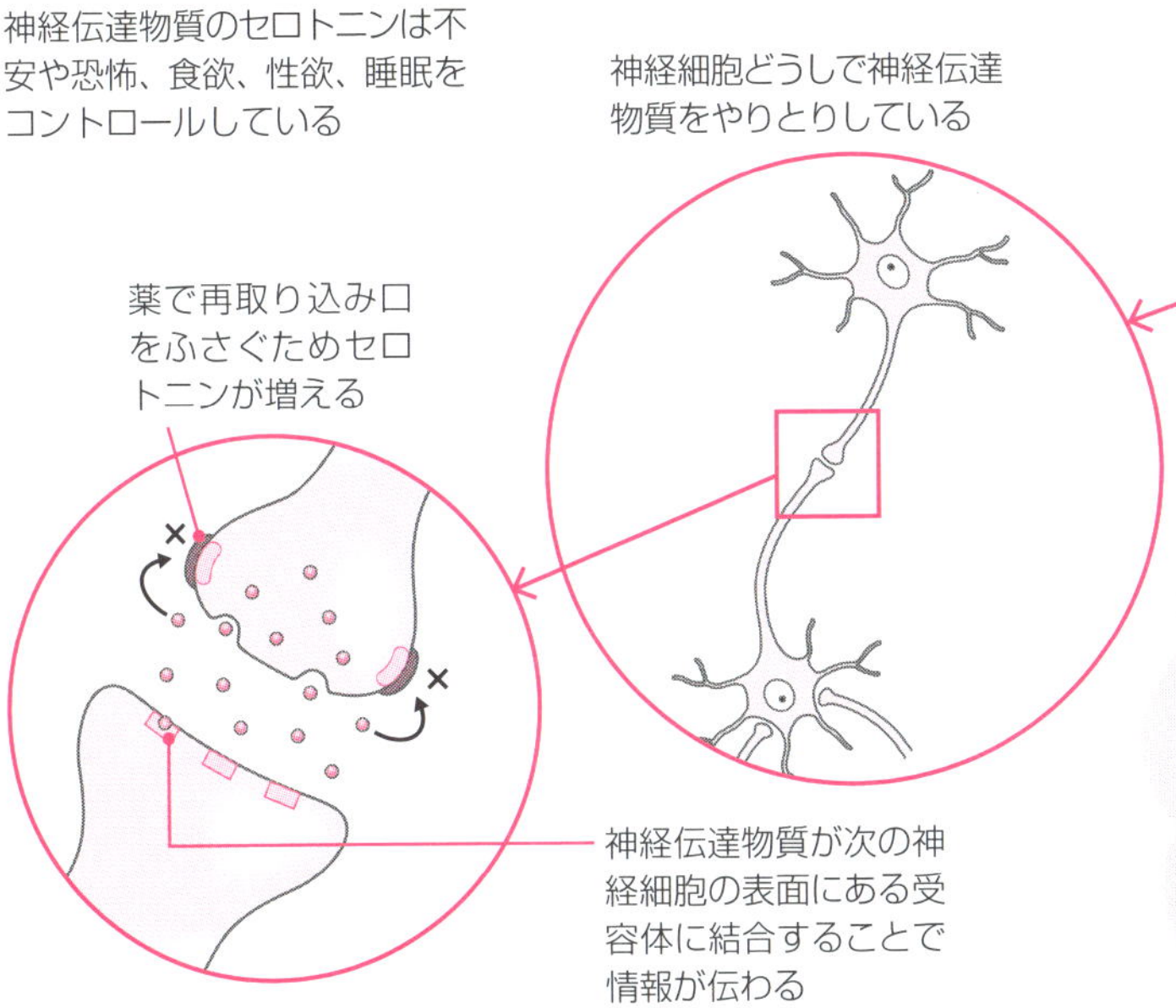
神経伝達物質のセロトニンは不安や恐怖、食欲、性欲、睡眠をコントロールしている
神経細胞どうしで神経伝達物質をやりとりしている
薬で再取り込み口をふさぐためセロトニンが増える
神経伝達物質が次の神経細胞の表面にある受容体に結合することで情報が伝わる

脳に変化が

ＳＳＲＩを飲みつづけると、不安や恐怖を起こす神経だけでなく、そのほかの神経も変化する。減らすと離脱症状が出る。性機能や欲求が低下し、薬をやめてももどらないこともある

脳内の関門を通り抜けて神経に作用する

抗うつ薬などの向精神薬は脳に作用する薬です。脳の中には有害な物質が血管から流れ込まないように関門があるのですが、向精神薬はそこを通過します。脳内の神経に作用して感情や行動などを変化させて症状をとるものです。つまり、病気に効くのではなく、情動を変化させ、症状を抑えることで回復をはかるのです。

ですから、回復につながらない薬を長期間たくさん飲みつづけると、予想外の影響が出ます。

依存・乱用の原因になる主な薬物

（%）　調査数2262

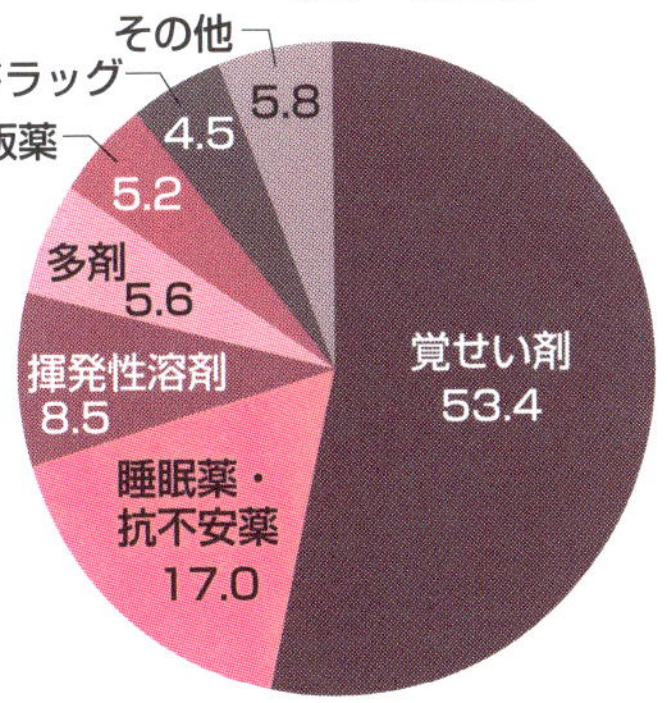
覚せい剤
53.4
睡眠薬・
抗不安薬
17.0
揮発性溶剤
8.5
多剤
5.6
市販薬
5.2
危険ドラッグ
4.5
その他
5.8

松本俊彦ほか「全国の精神科医療施設における薬物関連精神疾患の実態調査」（平成28年度厚生労働科学研究費補助金分担研究報告書）

多剤投与

なぜ多くの薬が処方されるようになったのか

何種類もの向精神薬を同時に飲むことが心配だという患者さんは少なくありません。「カクテル処方」などといわれるような「多剤投与」は、なぜおこなわれるようになったのでしょうか。

薬は単剤でも影響は大きい

うつ病がなかなか治らない理由として、多くの薬（多剤）が出されていることがあります。向精神薬は脳に作用する薬で、単剤でも人格が変わるほどの効き目を現します。一錠でも昼間飲む一杯のビールより影響があるといわれるほどなので、多剤の影響は小さくありません。また、人によって効果の現れ方も違います。

多剤を飲むことの影響

抗うつ薬のほか、抗不安薬、気分安定薬、抗精神病薬、睡眠薬など多種類の向精神薬が処方されます。さまざまな影響が現れます。

長期化
病気がこじれやすくなる

思いがけない副作用が
副作用の現れ方が複雑になる。どの薬の副作用か不明

大量になる
1種類1錠でも多種類なので大量服薬になる

服薬に影響
飲み忘れや飲み間違いが起こる

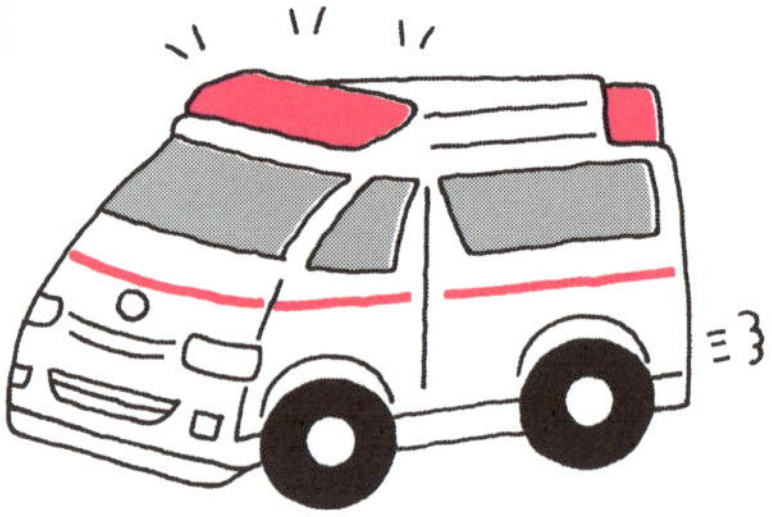

現在使われている睡眠薬や抗うつ薬は大量に飲んでも自殺には至らないが、自殺の衝動を高める影響がある

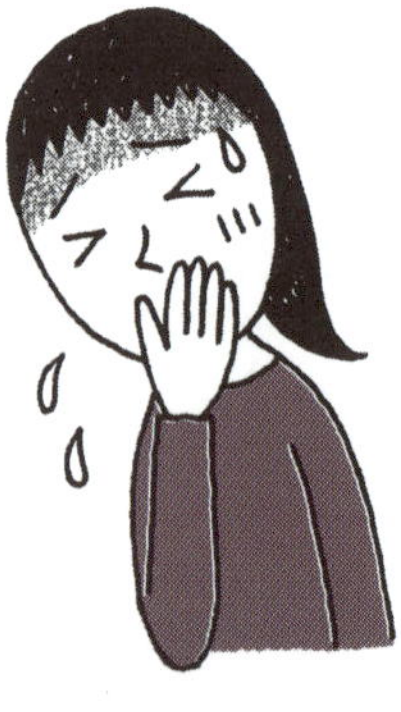

多くの薬を飲むことの影響はさまざま。思わぬ症状が現れる人もいる

なぜ多剤になるのか

疑問をもっている人もいるのに、なぜ薬の種類が増えてしまうのでしょうか。医師側の問題が大きいのですが、患者さん側の事情や、社会的な側面も考えられます。

医師側

- **薬の知識が不足**
  薬について体系的な知識がなく、患者さんの訴えるそれぞれの症状に対して薬を出す。似たような作用の薬が数種類処方される
- **重症患者が基準になっている**
  重症の患者さんは多剤処方が多いので、病院勤務で重症例をみていた医師がクリニックを開業すると、薬に対する感覚が鈍感になっている

社会的な側面

- 多剤に対して抵抗感がない
- 保険診療内では自由裁量
- 患者数の増加により充分な診療時間がとれず、薬の処方中心の治療となっている

患者側

- **薬をいやがらない**
  薬をもらうほうが安心する。薬をいやがらずに飲む国民性がある
- **薬が効かない**
  うつ病が多様化して、従来の薬の使い方では薬が効かなくなっている

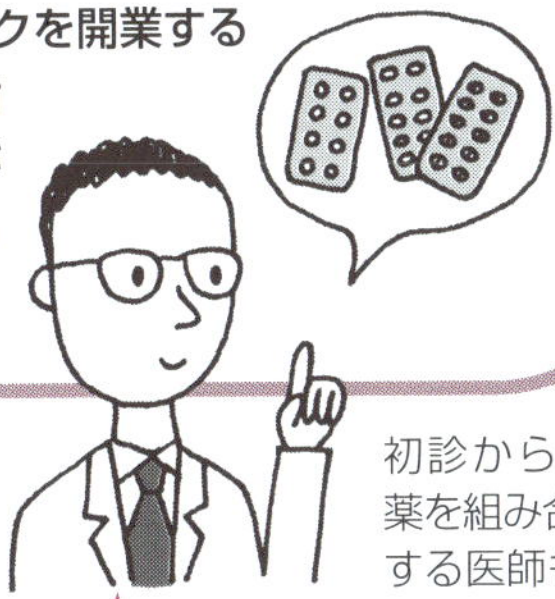

初診から何種類かの薬を組み合わせて処方する医師もいる

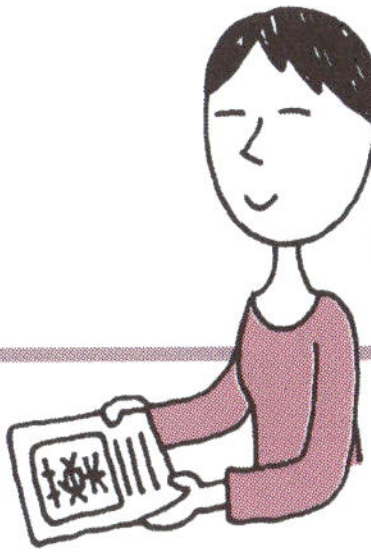

薬を出してくれる医師が「いい先生」だと思う風潮があった

「足す治療」になっている

うつ病が治らないので、通常の薬のほかにも薬を足していく。症状それぞれに薬を出すので、薬の種類が増える。それらを長期投与する。多剤と長期の「足す治療」になっている

医師も患者さんも薬に慣れすぎている

医師は薬を出すことが治療、患者さんは薬を飲むことが治療となっているようです。医師はもちろん「よかれと思い」、症状に合わせて処方します。薬が患者さんに合わない場合、薬をパッと切り替えるわけにはいきません。離脱症状（↓P74）が現れるからです。前の薬に足していくうちに多剤になってしまうのでしょう。

医師も患者さんも薬に慣れてしまい、多剤になっても疑問をもたず、飲みつづけてきました。

必要な薬

やはり、薬を飲めば治るうつ病もある

近年、薬への抵抗感が強くなり、薬を飲みたくないという人が増えています。

しかし、薬はやはり必要で、適切に使えば、うつ病を回復させる有効な手段になりうるのです。

うつ病のガイドライン

日本うつ病学会では、うつ病の治療ガイドラインを作成しています。初めてうつ病になったり、再発したときには、このガイドラインにそって、治療を進めていきます。中等度・重症の場合の治療法は下記のようになっています。

すすめられる治療法

・新規抗うつ薬（ＳＳＲＩ、ＳＮＲＩなど）
・三環系抗うつ薬／非三環系抗うつ薬
・電気けいれん療法（自殺の危険がある場合は積極的に考慮する）

必要に応じてすすめられる治療法

・ベンゾジアゼピン系の薬を一時的に使用（依存に留意して漫然と続けない）
・リチウムなど気分安定薬を併用して抗うつ効果を高める（抗うつ薬で十分な効果がない場合）
・非定型抗精神病薬を併用して抗うつ効果を高める（抗うつ薬で十分な効果がない場合）
・治療効果の認められている精神療法（回復傾向のある時期に再発予防を目的におこなう）

すすめられない治療（主なもの）

・ベンゾジアゼピン系の薬を単独使用
・スルピリド（抗うつ薬）や非定型抗精神病薬の単独使用
・精神療法を単独使用
・抗うつ薬の多剤併用、抗不安薬の多剤併用など、同一種類の向精神薬を合理性なく多剤併用すること

薬については→P60～65参照

古いタイプの抗うつ薬が効くうつ病の特徴

三環系抗うつ薬のイミプラミンが初めて登場したときに、右記のような特徴のある人に、よく効くことがわかりました。これは、本書でいうところの、従来のうつ病です。

・思考、行動が遅くなっている
・抑うつ気分が朝に悪化し、午後に改善する
・興味や関心が失われている
・不眠
・食欲の低下
・悲観、自責、絶望感にとらわれている

（Roland Kuhnによる）

薬がすべてNOではない

　回復しないまま多剤を多く飲むことで生じる問題を述べてきました。そのため薬はいっさい飲みたくないと考えるかもしれません。

　しかし、本書で述べているのは使い方の問題で、薬そのものを全部否定しているわけではありません。薬は副作用もありますが、効果もあります。

有効な薬を十分な量飲む

　薬を飲めば治るのに、最初から拒否して、うつ病に苦しむ人がいるのは残念です。自己判断で飲むのをやめて、再発をくり返す人もいます。いずれも、うつ病を長引かせるだけです。

　薬をまったく飲まないのではなく、回復につながる薬は十分な量飲む必要はあります。薬にはそれぞれ期待できる役割があります。例えば抗うつ薬には、気分をよくして、回復への軌道にのせる役割があります。

薬の役割

　例えば抗うつ薬は、感情や意欲を変化させるとともに、不快なできごとを感じにくくさせて心をガードする働きがあります。

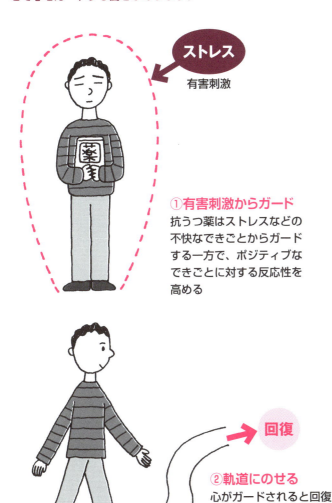

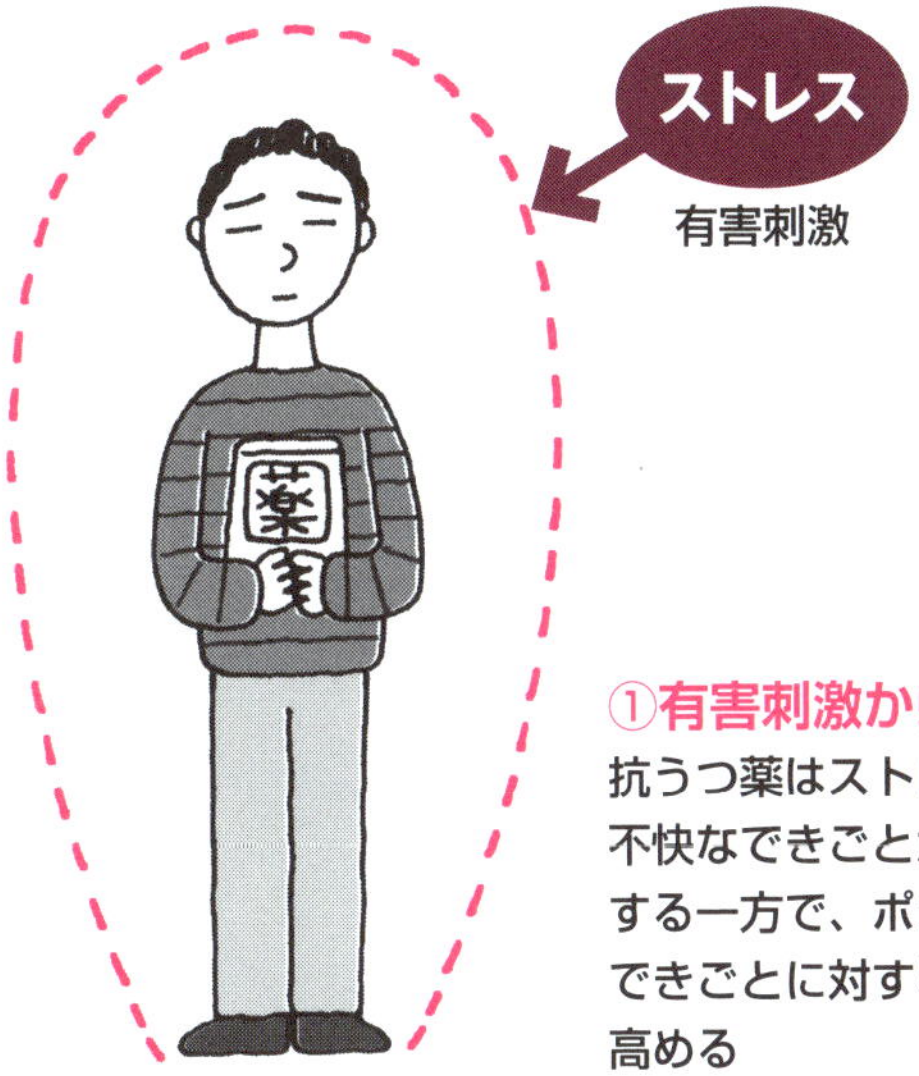

①有害刺激からガード
抗うつ薬はストレスなどの不快なできごとからガードする一方で、ポジティブなできごとに対する反応性を高める

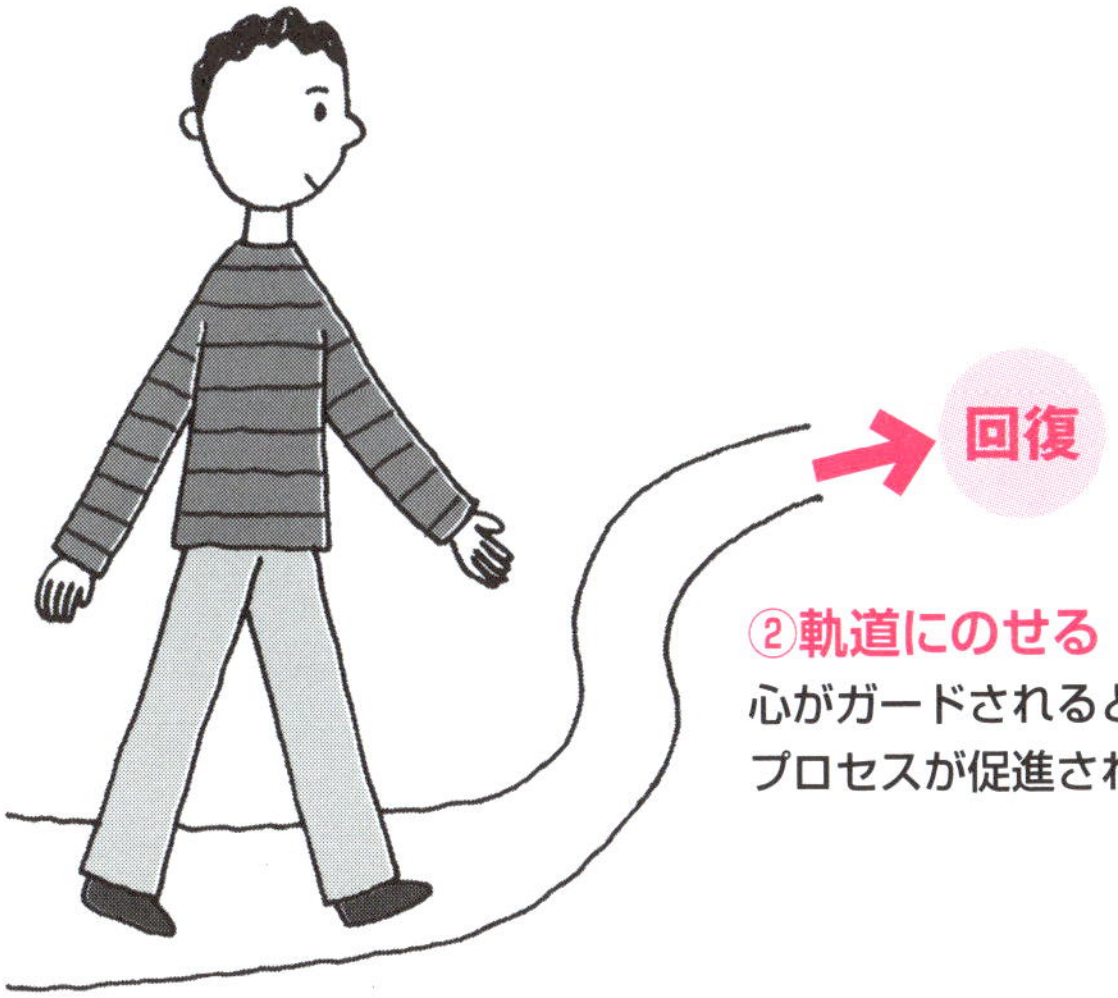

②軌道にのせる
心がガードされると回復プロセスが促進される

薬への誤解

薬は病気に効くのではなく症状に効く

抗うつ薬は抗うつ病薬ではありません。つまり、うつ病に効くのではなく、うつに効く薬ということです。ほかの多くの薬も同様で、病気を根本から治すものではなく、症状に効くだけです。

誤解1

病気を治す薬がある

抗うつ薬のＳＳＲＩやＳＮＲＩなどは、脳内の神経伝達物質のセロトニンやノルアドレナリンに作用して気分を変化させるものです。直接病気の原因を治すわけではありません。抗うつ薬は抗うつ病薬ではないのです。

これは体の病気の薬も同様で、例えば高血圧の薬でも、高血圧の原因に作用するのではなく、血圧を調整しているメカニズムに作用して血圧をコントロールしています。

ですから、薬を飲んでさえいれば病気が治るというわけではないのです。

誤解2

双極性障害なら一生薬を飲まなくてはならない

激しい躁があったり、重いうつをくり返していて、再発すると人生に支障がある人は生涯にわたって薬を続けるほうがいいでしょう。これは双極Ｉ型にあてはまります。ガイドラインでも、Ⅱ型の場合は、一生薬を続けるようには記載されていません。

ところが、どのタイプでも再発するだろうと考える医師もいて、「念のために薬を続けましょう」と言います。ですから、「双極性障害＝一生服薬」ととらえるのは患者さんの誤解ばかりとはいえないのですが、やはり薬の適切な使い方からは、はずれています。

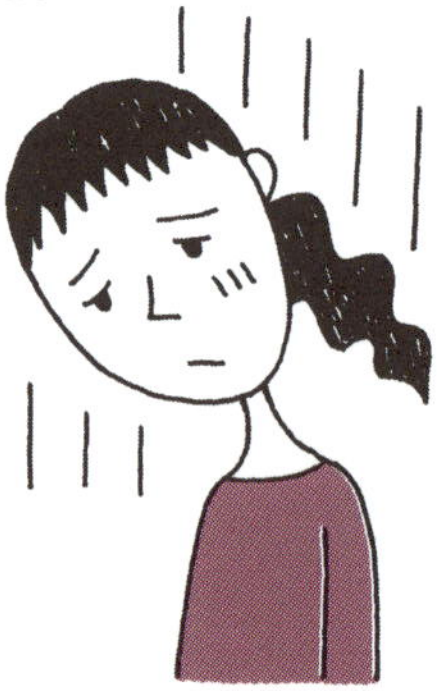

Ｂさん（→Ｐ10）のように、一生薬を飲まなくてはならないと思い込み、それがうつ病を悪化させるケースもある

薬は対症なので根本治療にはならない

薬の使い方に問題が生じる理由のひとつには、薬に関する誤解があるようです。

患者さんは医師からの説明が不十分だったり、疑問に思っても質問できなかったりするのでしょう。医師側が慣習的にする処方や、念のためにする処方が患者さんの誤解を招く一因でもあります。

知っておきたいのは、薬とは病気を根本から治すものではないことです。ですから、抗うつ薬は、抗うつ病薬ではないのです。

これは向精神薬に限らず、ほとんどの薬は症状を抑えるだけ。体の病気でも薬だけでは治らないからこそ、運動療法や食事療法がすすめられるのです。心の病気では、薬物療法と精神療法、リハビリテーションが併用されます。

薬と自殺との関連はあるのか？

ＳＳＲＩをはじめとする抗うつ薬は、二五歳未満の若い人では、自殺衝動を高めることがあり、警告が出されています。

飲みはじめや薬の量を減らしたりやめたりしたときには、特に衝動性や攻撃性を高めることも知られていて、アクチベーション（賦活《ふかつ》）と呼ばれています。

誤解3

睡眠薬は長く飲んでも心配ない

かつてのバルビツール系の睡眠薬は依存性が強く、大量に飲むと死に至りました。現在のベンゾジアゼピン系の睡眠薬や、作用が同じＺ薬（多くは頭文字がＺの一群。P62参照）は、1ヵ月以上の服用で、アルコールと同じように心と身体の両面に依存が生じます。

しかし、そのことが軽視されています。そのため、安易な処方につながり、精神科以外の診療科でも抵抗感なく処方されています。軽い不眠だけでも飲んだり、長く飲みつづけたりする人も多く、年々、処方量は増えています。

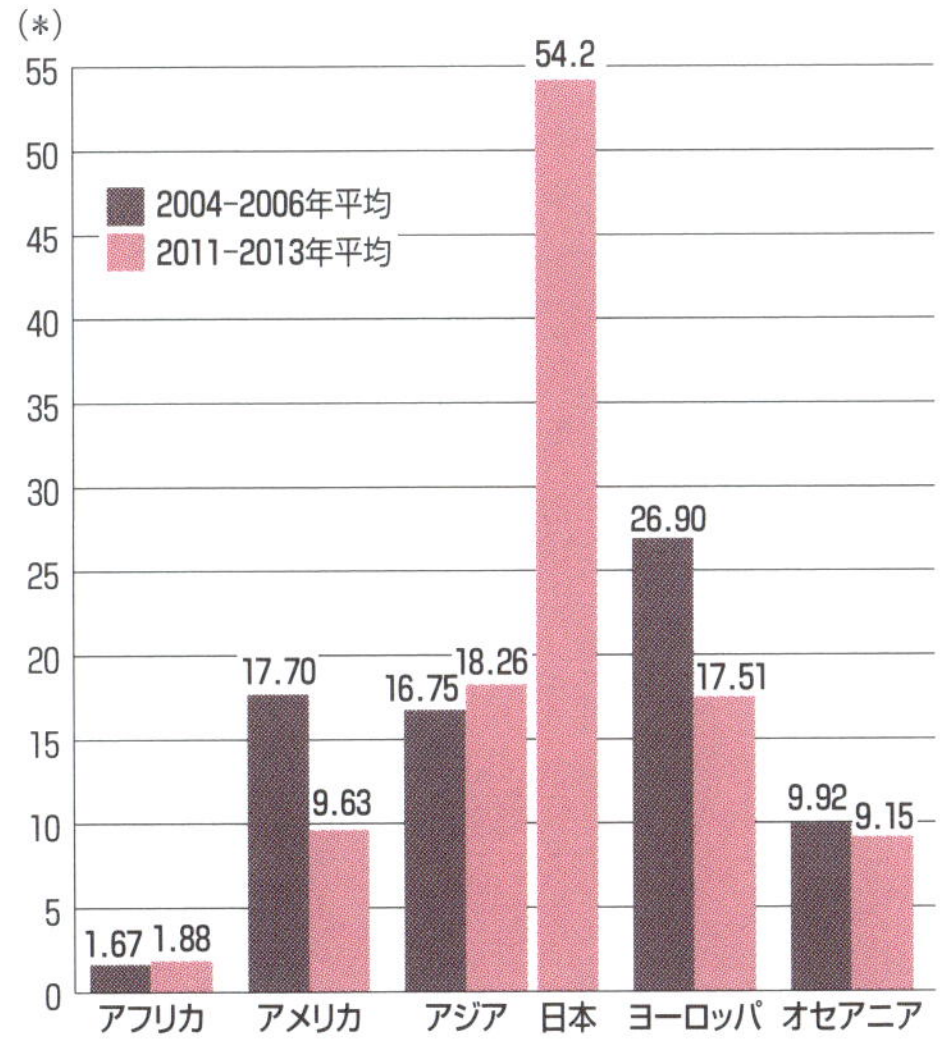

(＊)
55
50
45
40
35
30
25
20
15
10
5
0
2004-2006年平均
2011-2013年平均
1.67
1.88
17.70
9.63
16.75
18.26
54.2
26.90
17.51
9.92
9.15
アフリカ
アメリカ
アジア
日本
ヨーロッパ
オセアニア

（※統計学的に定義された住民1000人1日あたりの服用量）

日本は諸外国と比べてベンゾジアゼピン系の睡眠薬の処方がダントツで多い国

国連麻薬統制委員会2015年報告

薬の規制

多剤投与が見直される方向になってきた

二〇一四年から薬の処方が規制されるようになりました。特に二〇一八年からはベンゾジアゼピン系の薬の多剤処方が問題視され、現在処方できるのは、睡眠薬と抗不安薬を合わせて三剤までです。

見直しの経緯

多剤と長期の処方が見直され、規制されるようになるまで、患者さん側からだけでなく、医師側からも問題提起がありました。

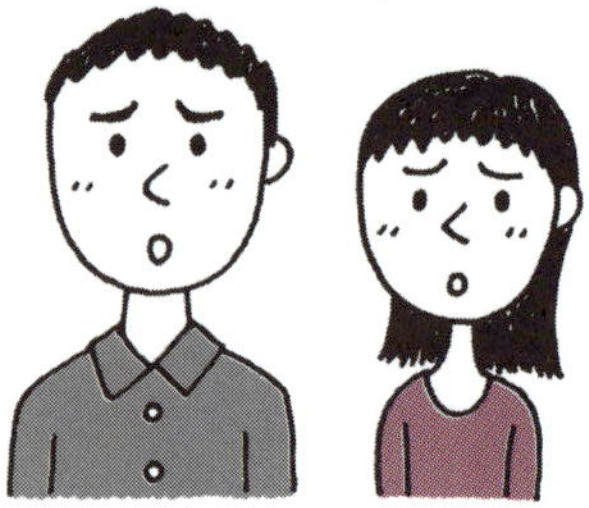

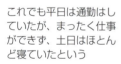

批判や反省

・批判

患者さんや家族からの批判があった
マスメディアによる批判があった

・反省

学会によって、うつ病、双極性障害、統合失調症、睡眠障害の治療ガイドラインが新しく作成された

多剤処方の例

48歳で発症した男性は50歳のときに1日あたり以下の量の薬を飲んでいた。

就寝前	リスペリドン2mg（抗精神病薬）
	ブロムペリドール3mg（抗精神病薬）
	ビペリデン1mg（抗パーキンソン病薬）
	フルニトラゼパム1mg（睡眠薬）
	イミプラミン25mg（抗うつ薬）
	フルトプラゼパム2mg（抗不安薬）
1日3回に分けて	イミプラミン75mg（抗うつ薬）
	スルピリド300mg（抗精神病薬）
	ブロマゼパム6mg（抗不安薬）
	ビペリデン3mg（抗パーキンソン病薬）
頓用	エチゾラム3mg（抗不安薬）

これでも平日は通勤はしていたが、まったく仕事ができず、土日はほとんど寝ていたという

軽症の人にはリスクが大きい

なかなか治らないうつ病は、軽症とはいえませんが、軽症のうちに多剤服用したせいで、こじらせてしまった可能性はあります。初診からいきなり多種類の薬を大量に飲んでいた人は、少なくありません。抗うつ薬だけを何剤もというのではなく、多種類の向精神薬を組み合わせて処方されています。

薬は人生を変えてしまうほどの影響力があります。これは医療側が意識すべきことですが、軽症のうちは安易に薬を使用しないことを優先しないといけません。

新しいルール

行政（厚生労働省）によって、規制されるようになった

- ・抗うつ薬2剤まで
- ・抗精神病薬２剤まで
- ・抗不安薬２剤まで
- ・睡眠薬２剤まで

抗不安薬と睡眠薬は合わせて３剤まで、ベンゾジアゼピン系は1年間以内

「点数」に反映される

　処方が規制される、というのは、これ以上の薬を出すと、医療機関・薬局への診療報酬（点数で決められている）が減額になるということ。医療保険から支払われる医療費が減ってしまうので、実際にはルールを無視する医師は少ないでしょう。

処方は一種類二剤までの新ルール

　一回につき向精神薬一種類ごとに三剤までとなっていたルールが二剤までとなりました。つまり、抗うつ薬、抗不安薬、抗精神病薬、睡眠薬はそれぞれ二剤まで。ただし、抗不安薬と睡眠薬は合わせて三剤まで。ベンゾジアゼピン系の薬は出せる期間も規制され、一年間までが基本です。

　これでも、まだ多剤ではないかと思うでしょうが、それでも従来より飲む薬は減ります。

　単剤（なにかの薬を一剤だけ使う）を原則にすべきだともいわれますが、一剤だけであらゆる症状が改善できる薬はありません。抗うつ薬は一剤など、種類ごとには減らせるでしょう。

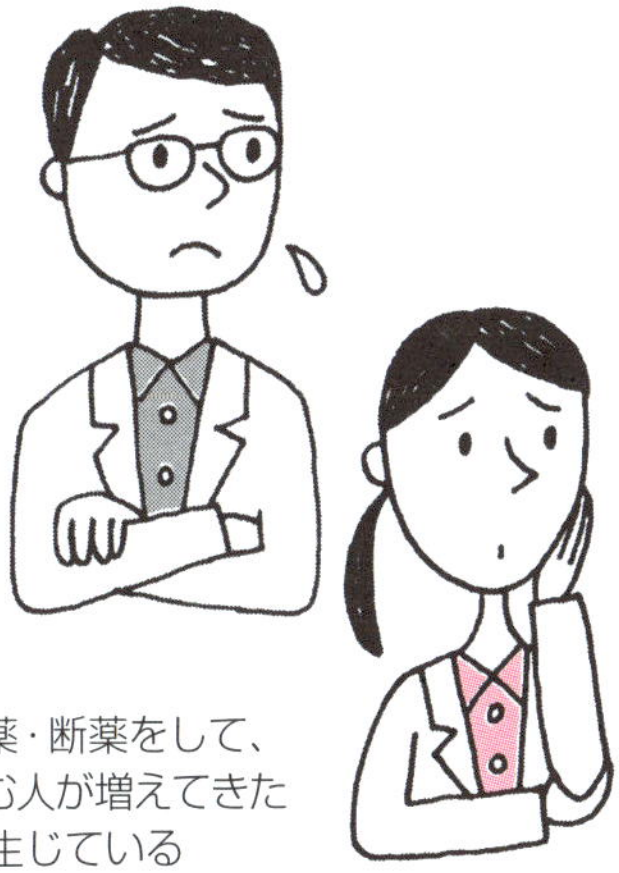

最近では、極端な減薬・断薬をして、重い離脱症状に苦しむ人が増えてきたなど、新たな問題も生じている

じつは多剤併用の科学的な裏付けはない

　医療の世界では「エビデンスベースドメディスン」といって、科学的に有効性が実証された治療をおこなうことが基本になっています。精神科でも同様の考え方です。

　しかし、エビデンスは単剤で取っていて、多剤のほうが効くというエビデンスはないのです。

　治験によるエビデンスにも根本的な問題があります。プラセボ（偽薬）と実薬の効果に多少の差があっても、本当に回復につながる効果なのか疑問です。また、薬を販売する承認を得るためには、最終段階の臨床試験で有意な差が出たものを一つだけ申請すればよいのです。

薬の作用①

不安などのネガティブ感情を抑える抗うつ薬

うつ病でまず使われるのが抗うつ薬です。抗うつ薬のなかではＳＳＲＩが第一選択薬とされています。意欲を高める効果より、不安や恐怖などのネガティブ感情を抑える効果があります。

主な抗うつ薬

分類	薬剤	特徴／副作用
三環系	イミプラミン（トフラニールなど）、アミトリプチリン（トリプタノールなど）、ノルトリプチリン（ノリトレン）、クロミプラミン（アナフラニール）、アモキサピン（アモキサン）、ロフェプラミン（アンプリット）、ドスレピン（プロチアデン）	最初に登場した抗うつ薬。従来のうつ病によく効く。意欲を高める効果もある **副作用**：口の渇き、便秘、排尿困難、目のかすみなど
四環系	マプロチリン（ルジオミール）、ミアンセリン（テトラミド）、セチプチリン（テシプール）	三環系と同様の作用 **副作用**：三環系より少ない
ＳＳＲＩ	フルボキサミン（ルボックス、デプロメール）、パロキセチン（パキシル）、セルトラリン（ジェイゾロフト）、エスシタロプラム（レクサプロ）	不安などのネガティブ感情を抑える。もともと神経質なタイプの人に有効だが、近年の多様化したうつ病にはあまり効かないともいわれる **副作用**：→Ｐ61
ＳＮＲＩ	ミルナシプラン（トレドミン、アメル）、デュロキセチン（サインバルタ）、ベンラファキシン（イフェクサー）	ＳＳＲＩの作用に加え、意欲を高める効果がある **副作用**：ＳＳＲＩと同様。眠気、めまいなども
ＮａＳＳＡ	ミルタザピン（リフレックス、レメロン）	新しい抗うつ薬。効果が早く現れる **副作用**：眠気、ふらつき、体重増加など
その他	トラゾドン（レスリン、デジレル）	比較的新しい抗うつ薬。トリアゾロピリジン系。ＳＡＲＩともよばれる **副作用**：眠気、ふらつき、めまいなど

第一選択薬はSSRI うつ病ではまずＳＳＲＩが処方される。しかし、重症のうつ病には三環系やＳＮＲＩ、ＮａＳＳＡのほうが有効といわれる。ＳＮＲＩは中等度から重症のうつ病に効くとされ、使用量は近年増えている

P60～65の表内は一般名、( )内は商品名

SSRIは感情を鈍くさせる薬

SSRIは不安や恐怖を抑える薬で、むしろ不安症に効果を発揮するのですが、うつ病の第一選択薬となっています。いやなことを反すうして考えなくなれば、回復につながるからです。

適量ならネガティブな感情を抑えるのですが、長期に飲むとポジティブな感情にまで作用して感情を鈍くしたり不安定にさせます。患者さんは「まぁいいか」から「どうでもいい」と無気力、無関心になってしまいます。

こうした症状をアパシー症候群といいます。高齢者や若い人では出やすく、注意が必要です。

うつ病の症状と似ているので、患者さんは病気のせいだと思っています。しかし、うつ病は本来治る病気ですから、無気力、無関心や感情の不安定さが主症状になっている場合は、服用している薬の影響も考える必要があります。

SSRIの精神面への副作用

長く飲むと感情をコントロールする神経回路の働きが鈍くなり、アパシー症候群などが現れることがあります。アクチベーション症候群は衝動性が高まるもので、注意が必要です。

アクチベーション症候群

躁、焦燥感、衝動性・攻撃性など。衝動性や攻撃性が他者へ向かうと事件につながりかねない。自分へ向かうと、自殺にも。要注意の副作用

アパシー症候群

無気力、無感動、無関心など。副作用というよりSSRIの本質的な作用。薬が効きすぎた状態といえる

気分の浮き沈みが出る

感情のバランスに強力に作用しつづけることで、気分がハイになったり落ち込んだりの波が出る

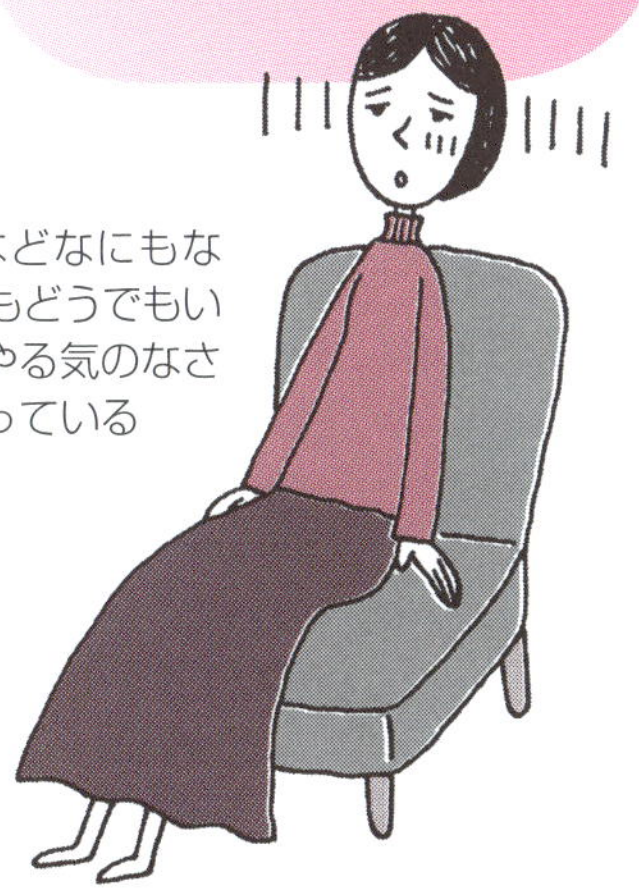

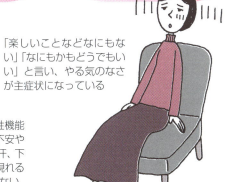

「楽しいことなどなにもない」「なにもかもどうでもいい」と言い、やる気のなさが主症状になっている

ベター・ザン・ウェル症候群

生来、不安やこだわりの強い性格の人が、SSRIを飲んで本来以上に明るく元気な性格に変わる。薬を飲むのをやめると、もとに戻る

このほか、吐き気や嘔吐、性機能障害やセロトニン症候群（不安やイライラとともに発熱や発汗、下痢、手足のふるえなど）が現れることがある。妊婦には使えない

薬の作用②

抗不安薬と睡眠薬は同じベンゾジアゼピン系

うつ病に使用される抗不安薬のほとんどはベンゾジアゼピン系の薬です。脳内の「ギャバ」という神経伝達物質に作用する薬です。睡眠薬の多くも、ベンゾジアゼピン系か、それと作用が同じ薬です。

ベンゾジアゼピン系の抗不安薬

作用型	薬剤
短期	エチゾラム（デパス）、クロチアゼパム（リーゼ）、フルタゾラム（コレミナール）、トフィソパム（グランダキシン）
中期	ロラゼパム（ワイパックス）、アルプラゾラム（ソラナックス、コンスタン）、フルジアゼパム（エリスパン）、ブロマゼパム（レキソタン）
長期	メキサゾラム（メレックス）、クロナゼパム（リボトリール）、ジアゼパム（セルシン、ホリゾン）、クロルジアゼポキシド（バランス、コントール）、クロラゼプ酸二カリウム（メンドン）、メダゼパム（レスミット）、クロキサゾラム（セパゾン）、オキサゾラム（セレナール）
超長期	フルトプラゼパム（レスタス）、ロフラゼプ酸エチル（メイラックス）

このほか、セロトニンに作用する薬としてタンドスピロンクエン酸塩（セディール）がある

睡眠薬

ベンゾジアゼピン系		トリアゾラム（ハルシオン）、ブロチゾラム（レンドルミン）、フルニトラゼパム（サイレース、ロヒプノール）、ニトラゼパム（ベンザリン、ネルボン）、クアゼパム（ドラール）
ベンゾジアゼピン系ではない薬	非ベンゾジアゼピン系（Z薬）*	ゾルピデム（マイスリー）、ゾピクロン（アモバン）、エスゾピクロン（ルネスタ）
	メラトニン受容体作動薬	ラメルテオン（ロゼレム）
	オレキシン受容体拮抗薬	スボレキサント（ベルソムラ）

＊Z薬はベンゾジアゼピン系と作用は同じ

やはり依存の問題はある

睡眠薬では、ベンゾジアゼピン系ではない薬もありますが、抗不安薬はほとんどがベンゾジアゼピン系です。この薬は脳内のギャバという神経伝達物質の活性を高めます。ギャバは神経の興奮を抑え、不安や恐怖に関わるノルアドレナリンの放出を抑える物質です。

ベンゾジアゼピン系の薬には多くの効果があり、精神科以外でも処方されています。うつ病でも抗不安薬として使われるほか、不眠を訴える人に睡眠薬として処方されます。抗うつ薬だけではすぐに不眠は改善しないので、対症的な処方です。

かつて多く使用され依存が心配されたバルビツール系の睡眠薬と違い、依存の心配は少ないと思われていました。しかし、常用量でも一ヵ月以上飲みつづけると、アルコールと同じような依存を生じて、容易に中止できなくなります。

ベンゾジアゼピン系の薬の副作用

もっとも注意したいのは依存や乱用です。しかし、一般には依存の心配が少ないとされ、処方量はかなり多いのです(→P57)。乱用の原因薬物にもなっています(→P51)。

依存

「飲まないと眠れない」と、睡眠薬に依存していく。薬の専門書にも「依存性が問題となるため、漫然と使用しないことが望ましい」と明記されている

(『今日の治療薬解説と便覧2019』南江堂)

認知障害

日常的な注意や記憶といった認知機能に障害が出る。これは認知症とは違い、薬をやめればもとに戻るが、高齢者の場合は注意が必要

乱用

処方されただけの量では不眠や不安がよくならず、治療をきっかけに薬物依存に至った人も多数いる

精神運動機能の障害

・ふらつき、転倒による骨折のリスク。特に高齢者では注意が必要
・自動車運転等の危険を伴う作業は原則、できない

眠気

睡眠薬としては有効な作用だが、抗不安薬としては副作用になる。車の運転は禁忌

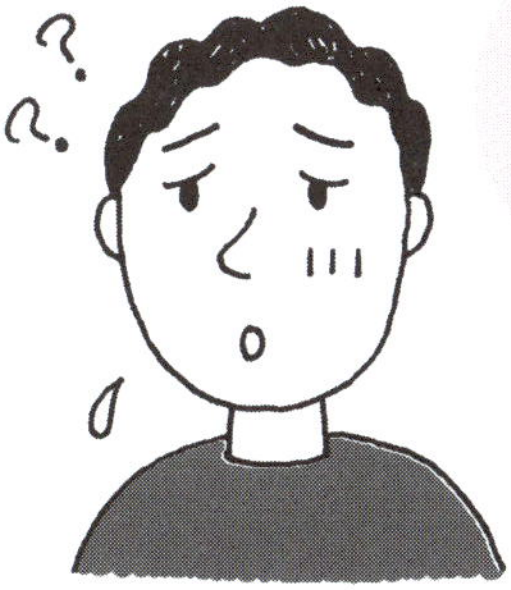

ボーっとして直近のことを覚えていないという人もいる

薬の作用③

気分安定薬や抗精神病薬を慎重に使う

抗うつ薬、抗不安薬、睡眠薬のほかに、うつ病では気分安定薬、抗精神病薬を使うことがあります。特に、うつ病から双極性障害に診断が変わった場合には、気分安定薬を飲むことになります。

気分安定薬

リチウム（リーマス）

飲みはじめて治療が一定となってから、効果が得られるまで1週間ほどかかる。効果が得られる血中濃度と中毒症状が現れる血中濃度が近いので、血中濃度をチェックしながら使用する

利点

ひどい落ち込みや躁の波をなくす

副作用

消化器症状、体重増加、リチウム中毒など

リチウム中毒とは

濃度によって現れる症状が重篤になる

①脱力、下痢、吐き気など
②めまい、目のかすみ、耳鳴り、言葉のもつれなど
③けいれん、不整脈、血圧低下
④昏睡から死に至る

バルプロ酸（デパケン、バレリンなど）

リチウムの効きにくいタイプに効く。ラピッドサイクラー、躁うつ混合状態など

副作用

吐き気、嘔吐、体重増加、眠気、肝機能障害、脱毛など

ラモトリギン（ラミクタールなど）

ラピッドサイクラーにも効く場合がある。体重増加や認知機能障害はなく、神経を保護する役割がある

副作用

発熱、目の充血、のどの痛みなど。死に至る重篤な皮膚障害を起こすことがあるので要注意

カルバマゼピン（テグレトールなど）

抗けいれん薬だが、気分の浮き沈みを安定させる作用、併用する薬の濃度を下げる作用がある

副作用

ふらつき、発疹、胃腸障害、血中の顆粒球減少、皮膚障害など

気分安定薬は躁とうつの波を抑えて再発も防ぐ薬

　双極性障害では気分安定薬を使いますが、これは双極Ⅰ型を念頭においています。再発しないよう、生涯にわたって薬を飲むことになります。主に四種類の薬がありますが、いずれも副作用に注意し、血中濃度を測定して慎重に使っていきます。

　気分安定薬が脳内でどのように作用しているかは薬によって異なりますが、共通して、神経の過度の興奮や抑制を防いで、その働きを安定させる作用があります。

　双極性障害の患者さんや、双極性障害の傾向がある人に気分安定薬を使うと、落ち着くことが多いのです。

抗精神病薬が処方されることもある

　抗精神病薬は統合失調症に使うことが多いのですが、「抗統合失調症薬」ではありません。うつ病に処方すると疑問をもつ方がいますが、これは誤解で、症状に合わせた使い方です。抗精神病薬には、脳内のドパミンの働きを抑えて、不安、興奮、気分の不安定さを改善する作用があります。

　また、ドパミンは意欲に関係しています。アリピプラゾールはドパミンを刺激する作用もあり、抗うつ薬との併用で治療抵抗性うつ病にも高い効果があります。

抗精神病薬

アリピプラゾール（エビリファイ）

抗精神病薬で唯一抗うつ効果があると認められている。意欲を高める効果がある。ただし、双極性のうつへの効果は認められていない

副作用

焦燥感、落ち着かない感じ、不眠、疲れやすいなど

クエチアピン（セロクエル、ビプレッソ）

イライラ、焦燥感はあまり生じない。気分の鎮静効果は高い。双極性のうつに効く

副作用

体重増加、脂質異常症など

オランザピン（ジプレキサ）

体重増加、脂質異常症を起こしやすい

●そのほかのドパミン系の薬

脳内のドパミンに作用する抗パーキンソン病薬も、うつ病では、適応外だが、ときに、意欲を出す目的で使用されることがある

診たて直し

新たな目で患者さんをゼロから診断する

うつ病がなかなか治らず、気分の浮き沈みがあったり、意欲を喪失していたりするのは、本当にうつ病のためなのでしょうか。これまでの診断を見直す必要があります。

診断の診直し方

これまでの診断はいったん保留にして、最初の問診からやり直します

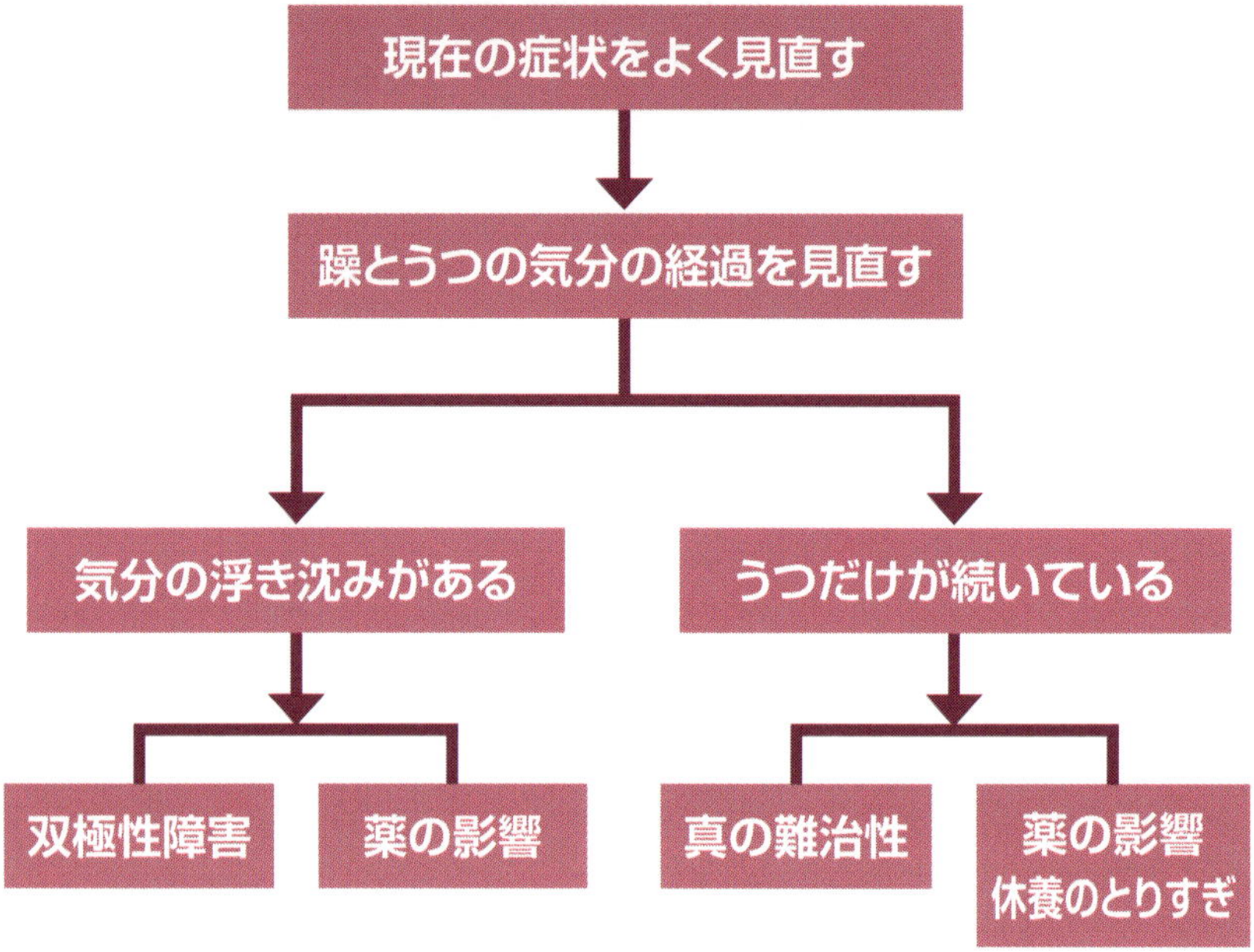

現在の症状をよく見直す
躁とうつの気分の経過を見直す
気分の浮き沈みがある
うつだけが続いている
双極性障害
薬の影響
真の難治性
薬の影響
休養のとりすぎ

チェックポイント

□**家族に双極性障害がない**
（双極性障害には疑われる人生経過も含む〈突然の自殺など〉）

□**発病前の性格が発揚気質**（P26）、**循環気質**（高揚と落ち込みが循環して現れる躁うつ気質）**ではない**

□**発病前の社会適応が良好**
（治療開始前の気分変動はない）

□**初回のうつがストレス反応性**

□**初回の躁（軽い躁）が抗うつ薬服用後に出た**

➡薬の影響で不安定化した可能性が高い

今の症状は病気だけが原因ではない

なぜうつ病が治らないのかを考えるとき、双極性障害かどうかを最初に検討します。これまでの経過を再確認し、本人だけでなく家族への問診もおこないます。

短期間できっかけもなく気分が急変する「気分のスイッチ」があれば、双極性である可能性が高くなります。抗うつ薬を服用後に躁や軽い躁が初めて出て、気分の波をくり返している場合は、チェックポイント（右記）にそって、もともと双極性障害が隠れていたのか、抗うつ薬の影響かを慎重に検討します。

うつだけが続いている場合は、薬の影響や休養のとりすぎがなかったかを考えます。どちらもなく、「真の難治性」というしかない患者さんもいます。しかし、そうではない患者さんは多いのです。

診たて直した結果によって、治療法を考え直していきます。

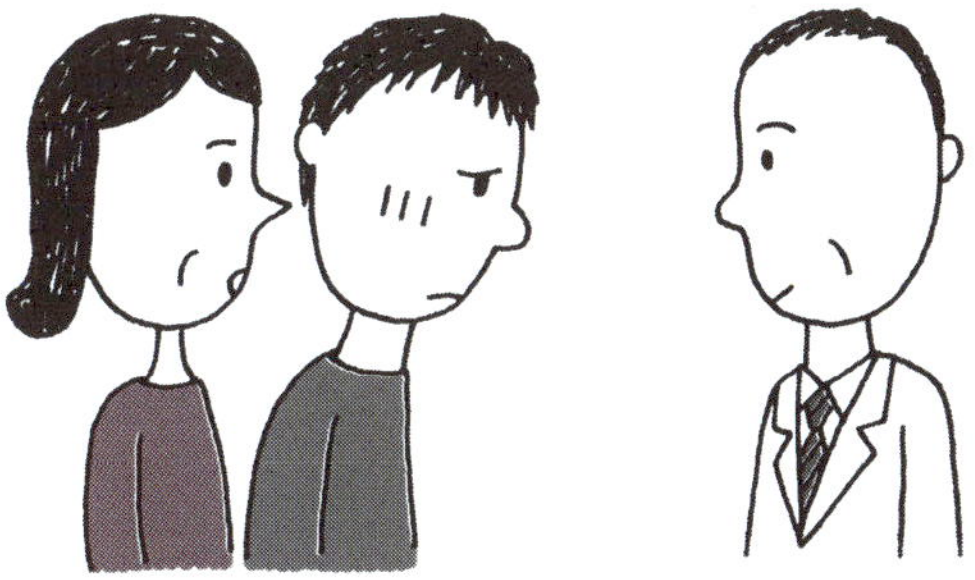

発症前の気質や家系については、家族にも聞く

治療法を見直す

真の難治性や双極性障害でないのに、うつ病がなかなか治らないのはなぜか。薬や休養のとりすぎの影響があると診たてた場合は、治療法を考え直していきます。

薬

- **感情や気分に影響**

感情が鈍くなったり、衝動的になったりする。気分の高揚と突然の落ち込みが出る

- **体の状態に影響**

疲れやすさ、眠気、だるさ、過眠、過食、極度の肥満も起こる

- **むだな薬を飲んでいる**

「足す治療」で薬を増やしているうちに、本当は不要な薬まで処方され、漫然と飲んでいるが、脳には効いてしまって、副作用だけ現れている。うつ病の症状にみえる

薬の整理が必要

休養のとりすぎ

休みすぎていることも大きな原因。いやなことばかりくり返し考えてエネルギーを消耗している。自分なんてどうせ治らないと絶望している

心の回復力をつける

治療法の変更

「足す治療」から「引く治療」へ

診たて直しをして、真の双極性障害や真の難治性うつ病でない場合、「引く治療」を進めることになります。必要な薬は残しつつ、飲む量を減らしたり、ほかの薬に変更したりして、徐々に薬を整理していきます。

足す治療とは

薬の量を増やす、薬を長期間飲みつづける、抗うつ薬の種類を変更して飲む、ほかの向精神薬を追加するなど。薬を量、種類、期間ともに足す

引く治療とは

多剤、長期にわたっている薬を減らしていき、できればまったく飲まなくする。薬を整理して、量、種類、期間ともに引く

薬を「減らす」だけではない

最終的には断薬（飲まないこと）を目指すが、必要な薬を残しつつ、整理していく。また、引くものは薬を主眼にしているが、休養のとりすぎも考える

不要な薬を整理していく

うつ病がなかなか治らない原因が薬の影響だと考えられる場合、その影響をとりのぞくために、薬を整理していきます。

ただ、やみくもに薬を飲まなくすればいいわけではありません。薬をたくさん長く飲んでいたために、影響を及ぼしている薬や、効果がない薬が簡単にはわからないからです。離脱症状（→P74）をみながら、慎重に進めていきます。数年かかることもあります。

なかには、薬の量が不十分な場合や、選び方が不適切で長期化している場合もあります。患者さんの発症前の気質などを考慮して、薬の使い方を見直します。

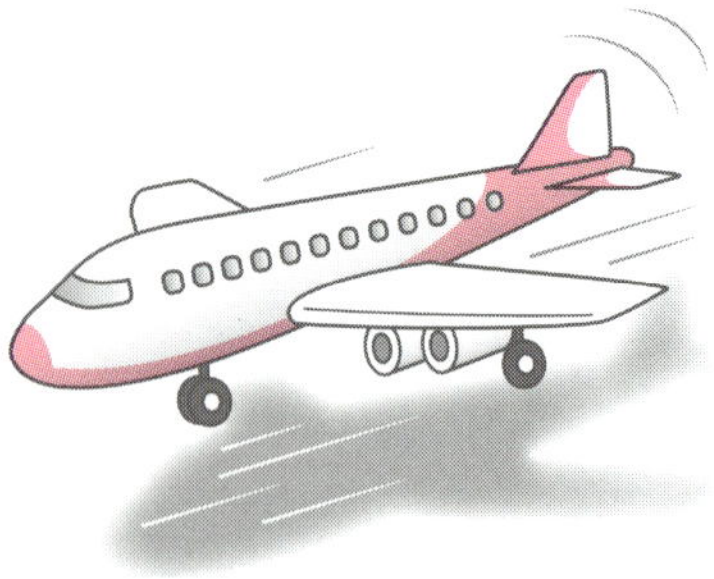

飛行機は離陸や着陸が難しいという。薬も同様だが、特に、減薬（減速）して断薬する（着陸する）ほうが難しい。急降下は危険

進め方

うつ病がなかなか治らない原因が薬の影響だと考えられ、「引く治療」を進めるほうがいい人は、以下のようなケースです。

引く治療で回復が見込める人は

1 発症前に社会に適応できていた

2 あきらかなネガティブな人生上のできごとがあって発症した

3 現在は無気力や疲れやすさが主症状になっている

4 家族のサポートが得られる

長期間かかる

これまで長い期間の経過があり、それを一気に回復させることはできない。やはり長い期間をかけて回復させていくしかない。数年かかることを覚悟したい

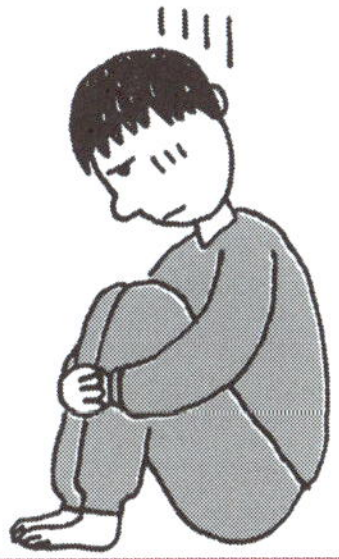

1

うつ病がなかなか治らないのは薬の影響があるのだと、本人も家族も「引く治療」の重要性を理解することが第一歩

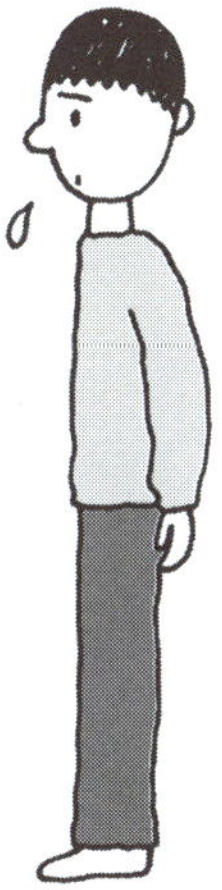

2

離脱症状が起こり、苦しく不安になることも。しかし、のりこえなくてはならない。主治医に報告しながら、引く治療を続ける

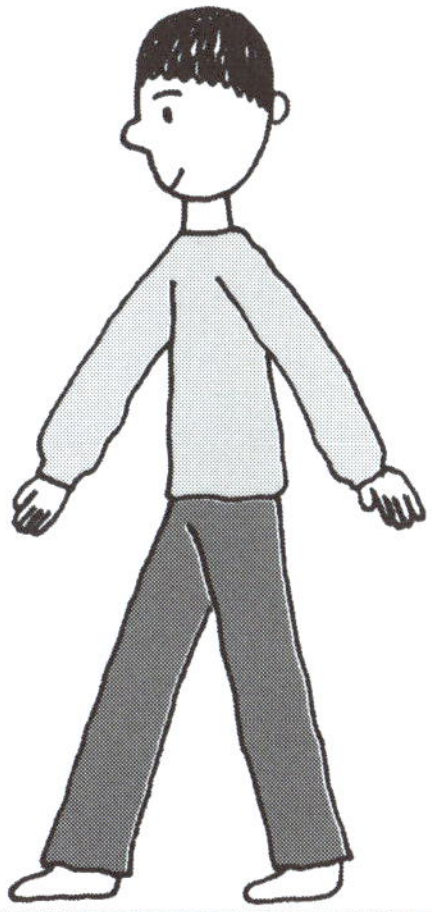

3

薬は長く飲んでいると影響がなくなるまでも長くかかる。薬じたいは1ヵ月ほどで体から抜けるが、脳の機能が戻るまでかなり時間がかかる

緊急に備えておく

減薬や断薬を進めるうちに、思いがけない症状が現れることがある。緊急時の対応をあらかじめ相談しておく。主治医の緊急連絡先を確認しておくのは絶対に必要

気分の浮き沈みが現れている場合

長期にわたるうつ病の経過のうちに、気分の浮き沈みが現れている場合、双極性障害ではなかったかを考慮します。薬を見直して整理する必要があるでしょう。

まず抗うつ薬の影響を考える

気分の浮き沈みがある場合は、まず抗うつ薬の影響を考えます。抗うつ薬は双極性障害の人がうつのときに飲むと、一〜二割に、軽い躁や、躁が出ます。うつ病の人でも気分が不安定になることがあります。

いずれの場合も、抗うつ薬を少しずつ減らしていき、気分のスイッチを抑える気分安定薬を飲みます。また、ベンゾジアゼピン系の抗不安薬や睡眠薬も減らしていきますが、これがもっとも難しいところです（→P74）。

双極I型ではない場合、完全回復して安定した状態が数年以上続いたら薬の終了をめざします。終了後も二〜三年は経過観察します。

気分のスイッチを抑えるとは

特にきっかけもなくスイッチを入れるように急激に躁かうつに変わるのは、双極性の特徴です。スイッチが入らないような薬を飲みます。よく使われるのは気分安定薬のリチウムです。

リチウム

血中濃度を測定しながら、適切な量を飲む

副作用と経過をみながら、長期間の気分の安定がみられたら、終了も検討する

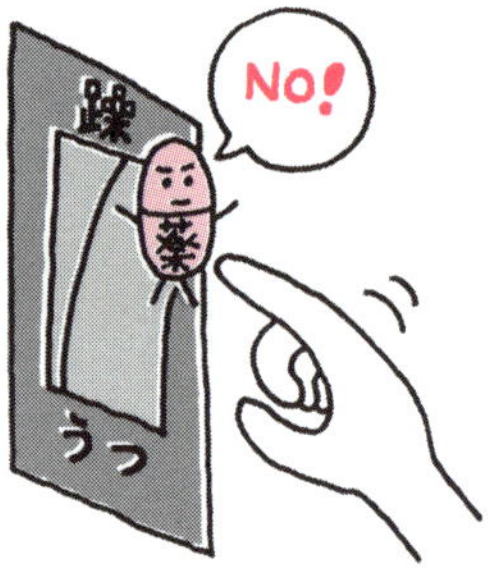

スイッチが入るのを薬で止める

双極性はどのタイプもI型と同じ治療法でよいのか

現在、抗うつ薬によって気分が不安定化した患者さんにも、双極I型と同じ方法で薬を用いることが一般的におこなわれています。双極性障害の治療のエビデンスはI型のものがほとんどで、これをI型以外にそのままあてはめるのは疑問です。あきらかな双極II型に対しては、薬物療法のエビデンスは乏しいのが現状です。

抗うつ薬によって不安定化した患者さんは、「双極性をもつうつ病」として診断するほうが適切でしょう。リチウムなどの気分安定薬を中心とした薬物療法、精神療法、行動活性化療法（→P84）で治療をおこないます。薬は完全回復して安定していれば、一生飲みつづける必要はありません。

抗うつ薬服用後に不安定化した場合

診断を見直し、双極Ｉ型ではなく、抗うつ薬によって不安定化している可能性が高い場合は、下記のように治療法を変更します。

現状

抗うつ薬を飲んでから、軽い躁が出現するようになった

抗うつ薬を飲んでから、気分が不安定になった

効果のない薬、逆効果の薬を離脱症状に注意して慎重に減薬、断薬する

気分安定薬中心の治療にする

心の回復力をつける

数年間安定している

多剤の場合、数年間の安定を確かめ、１剤ずつの減薬と心の回復力をつけることをくり返す

・ときどき、軽いうつや気分高揚が出る
・過去に薬をやめて再発した

治療終了

再発・再燃予防の治療継続

例

39歳の男性。もともと発揚気質で前向きな性格だったが、4年前に仕事上のストレスからうつ病を発症。パロキセチンで改善したが怒りや攻撃性が出現。セルトラリンでも同様だった。現在はリチウム400㎎だけで安定している。

薬の整理②

長期間の抑うつだけが続いている場合

うつ病がなかなか治らずに、何年も寝ている患者さんは多くいます。そのなかには、真の難治性ではなく、薬のせいでこじれてしまった患者さんがかなりの割合になっていると推察されます。

治療が不十分で治らない人もいる

うつ病が治らず、抑うつが続いている場合は、十分な治療をしていないこともあります。必要な薬を選び、しっかり飲みます。

薬は過去に飲んだときの反応と薬の作用の特徴によって処方されます。もともと心配性で神経質な人には、ＳＳＲＩがよく効くことがあります。ＳＳＲＩを長く飲んで効果がなかった人は、三環系抗うつ薬やＳＮＲＩを十分な量飲みます。

抗うつ薬によってこじれている人もいる

ＳＳＲＩがうつ病の第一選択薬になっていますが、ＳＳＲＩやＳＮＲＩは脳内のセロトニンに強力に作用して感情を鈍くさせます。新しいタイプの抗うつ薬では治らない患者さんもかなりいます。抗うつ薬の変更や、減量を考えなくてはいけません。

ただ、薬の出し方はエビデンスにもとづいた情報がたくさんありますが、安全な減らし方の情報は非常に少ないので、医師の力量が重要です。

薬を検討する

抑うつが続いている場合、まず抗うつ薬の使い方を検討します。効果の出ていない向精神薬も減らすかやめていきます。重症のうつ病には、三環系やＳＳＲＩ、ＮａＳＳＡが有効な場合もあります。

↓

・SSRIの増量、変更

別のＳＳＲＩの薬剤に替えると有効な場合がある

・三環系抗うつ薬の使用

・他の向精神薬の使用

ＳＮＲＩやＮａＳＳＡの使用、アリピプラゾールの併用によって、気分や意欲が改善することも

例

49歳の女性。6年前に子どもの受験をきっかけに発症。ふさぎこんで寝ている状態が続いていた。フルボキサミン、パロキセチン、アルプラゾラム、アリピプラゾールを飲んでいた。パロキセチンを減らすとき離脱症状が強かったが、1年ちかくかけて薬はすべて終了。寝込むことはなくなり、家事ができるようになった

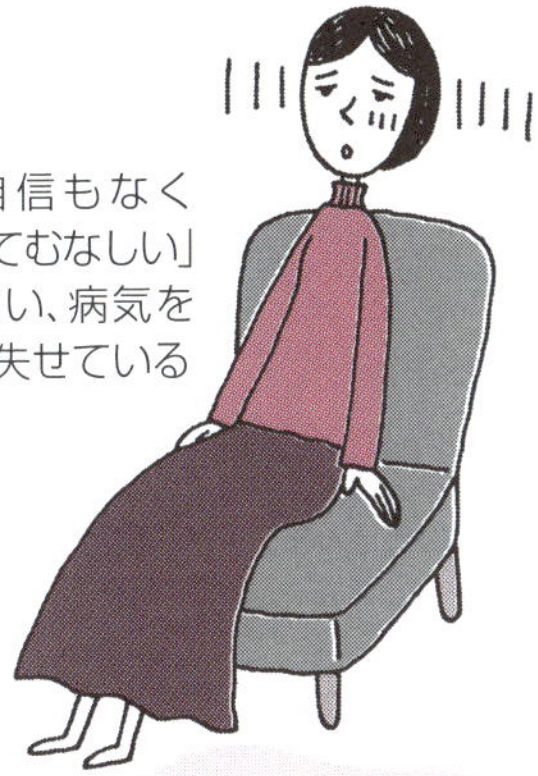

意欲も自信もなくし、「すべてむなしい」などと言い、病気を治す気も失せている

抑うつだけが続いている場合

減薬・断薬を進める前には、多剤の影響か、治療が不十分だったのかを考えます。抗うつ薬による治療が不十分だった場合でも、多剤を長期に飲んでいた患者さんでは、その整理が必要になります。

多剤の影響

↓

無気力、疲れやすさ、だるさが慢性化している

↓

- 影響が考えられる薬を、減薬してようすを見ていく
- 心の回復力をつける

↓

治療が不十分

↓

効果がない薬、逆効果の薬を、離脱症状に注意し、慎重に減薬・断薬する

↓

- 三環系抗うつ薬、ＳＮＲＩやＮａＳＳＡを使用
- 意欲を高めるドパミンに作用する薬を併用（アリピプラゾール）
- 心の回復力をつける

↓

- ＳＳＲＩ、ＳＮＲＩを十分に使用
- ベンゾジアゼピン系の薬を安易に併用しない
- 心の回復力をつける

恐怖感の低下、無頓着、無関心、攻撃性や衝動性などアクチベーション症候群の出現に注意する。飲みはじめて数ヵ月後でも現れることがある

↓

数年間安定している

多剤の場合、数年間の安定を確かめ、１剤ずつの減薬と心の回復力をつけることをくり返す

↓

治療終了

減薬、断薬で心身が不安定になる

薬を適切に減らしたりやめたりすると、長期の服用によって生じた感情の不安定や鈍麻は改善します。しかし、減薬や断薬を始めて数日後には、離脱症状とよばれるさまざまな症状が現れ、しばらく続きます。

長期間飲んだ場合ほどやめるにも長期間かかる

薬で症状を抑えているのは、偏ったままバランスがとれているてんびんのような状態です。重りを抜くと、てんびんのバランスがくずれて大きくゆれ、しばらくゆれながら徐々におさまっていきます。薬を少し減らしただけで、神経のバランスがくずれて不安定になり、安定するまで時間がかかります。

減薬すると少なくとも一ヵ月はかかります。一～二割の人では、数ヵ月から一年以上も一部の症状が残ることがあります。

ゆれの大きさは飲んでいた薬の量が多く期間が長いほど、また減らした量が多いほど強く出ます。

離脱症状は病気の症状とよく似ていて、悪化や再発だと思う人もいますが、それまでなかった心身の症状が出てくるのが特徴です。

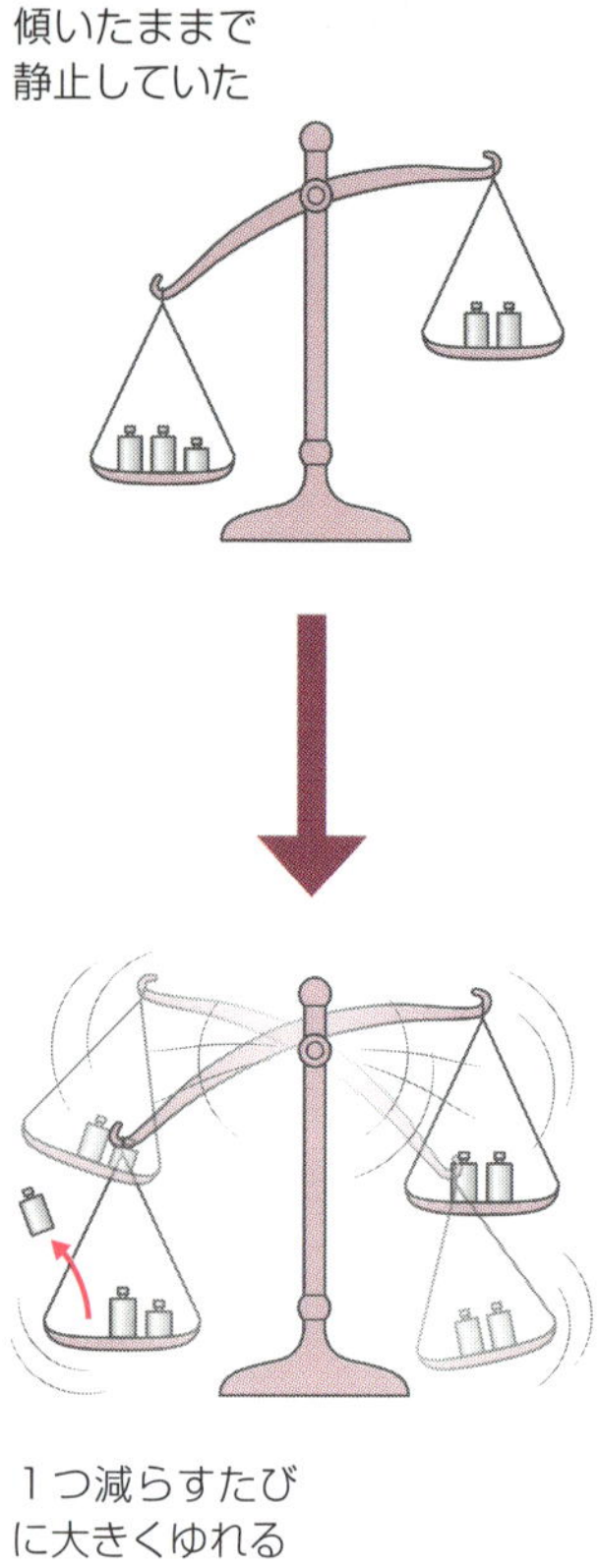
傾いたままで静止していた
1つ減らすたびに大きくゆれる

ベンゾジアゼピン系の薬の減薬・断薬は要注意

減薬・断薬が難しいのがベンゾジアゼピン系の睡眠薬と抗不安薬です。数年以上飲んでいた場合は特に注意が必要です。

睡眠薬は、何錠飲んでいても、一回に減らすのは減薬を決めた薬の一錠の四分の一だけ。それでも寝つきが悪く浅くなるので、減らすのは週一回休日の前日にして、慣れたら減薬するのを一回増やす。これをくり返します。

抗不安薬は一回に減らすのは一日量の四分の一以下といわれますが、実際には八分の一以下にしないと、強い症状が出ます。減らしはじめた最初の一～二週はかなりつらくなるので、症状をみてもとに戻したり、もう少し少ない量の減薬にします。

離脱症状の例

飲んでいた薬によって、現れる離脱症状はちがいます。いずれの場合も、かならずおさまると信じて「引く治療」を続けたいものです。しかし、あまりにつらければ医師と相談して、減薬を一時中止することを検討します。

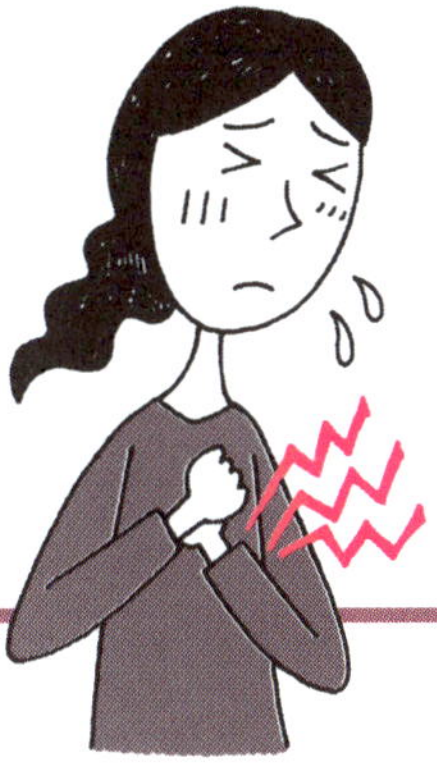

患者さんには再発か悪化か離脱症状かわからないので、主治医に報告することが大切

抗うつ薬

さまざまな離脱症状があるが、ＳＳＲＩのなかでも、パロキセチンに多く現れるといわれる。離脱症状が重いために、なかなか薬をやめられない患者さんもいる。ＳＳＲＩとＳＮＲＩにも急性離脱後の遷延《せんえん》性離脱症候群（Ｐ76）が出ることがある

- めまい、浮遊感、酔ったような感じ
- 吐き気、頭痛、悪寒
- 知覚異常(シャンビリともいう。脳の電撃感シャンシャン、手足に電気が走るビリビリした感じを合わせていう)
- 泣き発作、抑うつ気分、気分の不安定
- 希死念慮（自殺を考える）　など

ベンゾジアゼピン系の薬

依存性があるので、離脱するのが苦しく、困難。離脱症状はさまざまなかたちで心身に現れ、通常は１～２ヵ月でおさまるが、10～15％の人では数年続く。なかでも、聴覚異常、筋肉のこわばりや痛みなどは、長く服用していた場合、数年以上続くこともある（遷延性離脱症候群）

心

- イライラ、不眠、悪夢
- 不安感の増大
- 幻覚、錯覚、非現実感
- 抑うつ、強迫観念、妄想
- 攻撃性、怒り
- 記憶力や集中力の低下　など

体

- 頭痛、筋肉のこわばりや痛み、耳鳴り、聴覚過敏
- ピリピリ感、しびれ
- 脱力感（特に脚）、疲れやすさ
- 筋肉のけいれん、ひきつり、発作的な身震い
- 消化器症状　など

気分安定薬

- 気分が不安定になる
- 不眠
- 落ち着かず、じっとしていられない　など

抗精神病薬

- 不眠
- ふらつきやめまい
- 精神症状の悪化やぶり返し
- 消化器症状　など

抗精神病薬には「ＳＣＡＰ法」という減薬法がある（医師がおこなう）

注意

減薬、断薬は絶対に自己流でやらないこと

減薬や断薬は計画どおりに進められるものではありません。離脱症状など患者さんの様子をみながら慎重に進めていきます。何年もかかるからといって、けっして焦って自己流で進めてはいけません。

急降下では大事故につながる

減薬や断薬は飛行機を無事に着陸させるようなもの。急降下は大事故を起こす危険があります。

多剤処方が規制されるなど、現在は減薬がブームになっている感があります。しかし、対応できない医師が多いこともあって、患者さんが「これかな」と見当をつけて、飲むのをやめたり減らしたりすることもあるようです。こうした、自己流の減薬や断薬は絶対にやってはいけません。

薬を替えるときには、いつまで飲むのか、今後の見通しを医師に確認しておきましょう。また、すでに長く飲んでいる場合は、安易に中止しないことが重要です。

思いがけない結果に

減薬や断薬が適切におこなわれないと、離脱症状が強く長くなるだけでなく、重大な結果になることも。ベンゾジアゼピン系の抗不安薬の減薬・断薬の失敗例では、ふらついてひとりで歩けなくなる状態が長く続くこともあります。

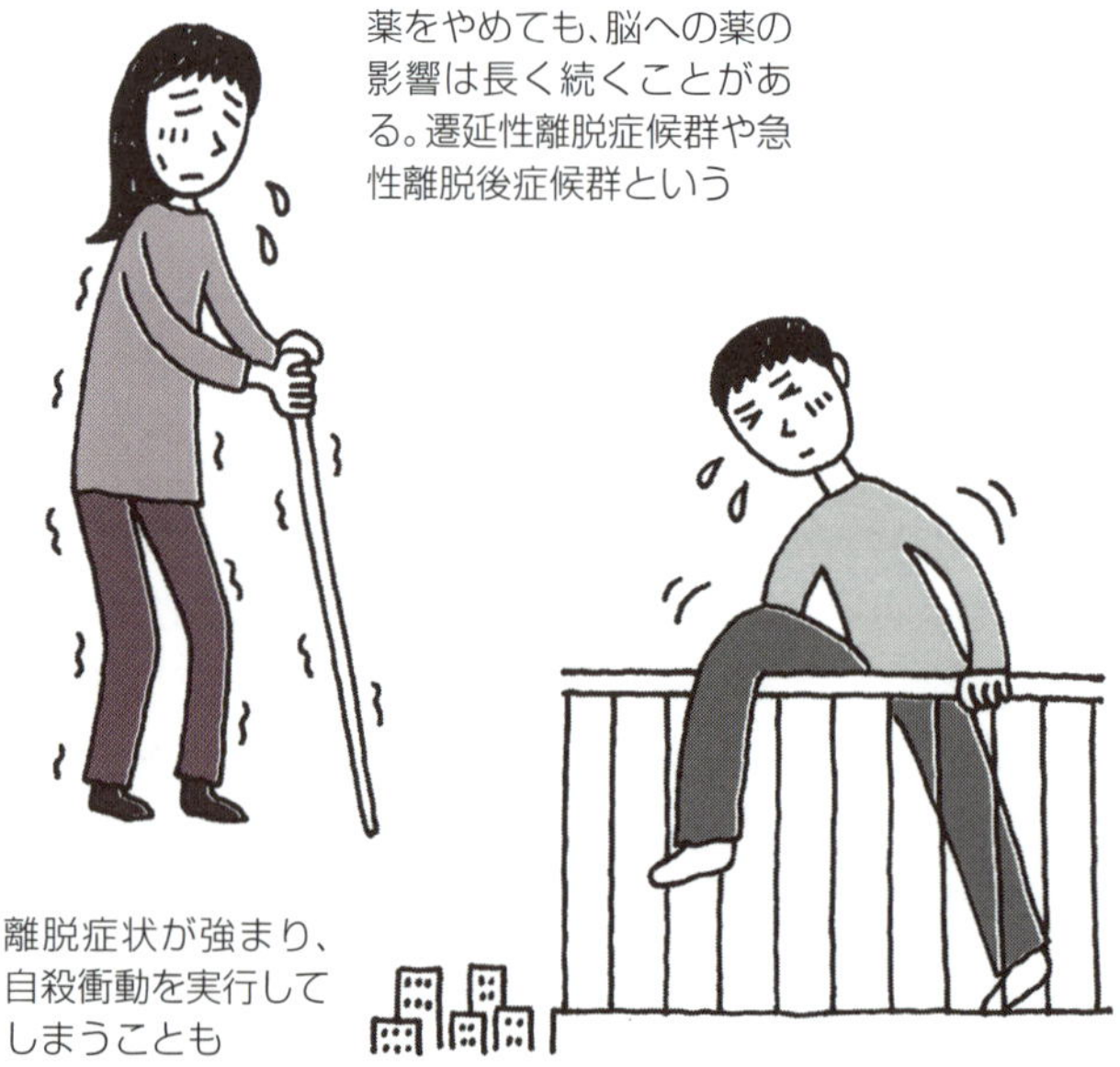
薬をやめても、脳への薬の影響は長く続くことがある。遷延性離脱症候群や急性離脱後症候群という
離脱症状が強まり、自殺衝動を実行してしまうことも

4

心の回復力をつける

うつ病がなかなか治らないとき、
薬の整理とともに大切なのが、
心の回復力をつけていくことです。
心の回復力がつけば、「心の健康」が得られ、
やがて医師や薬とも縁が切れるでしょう。

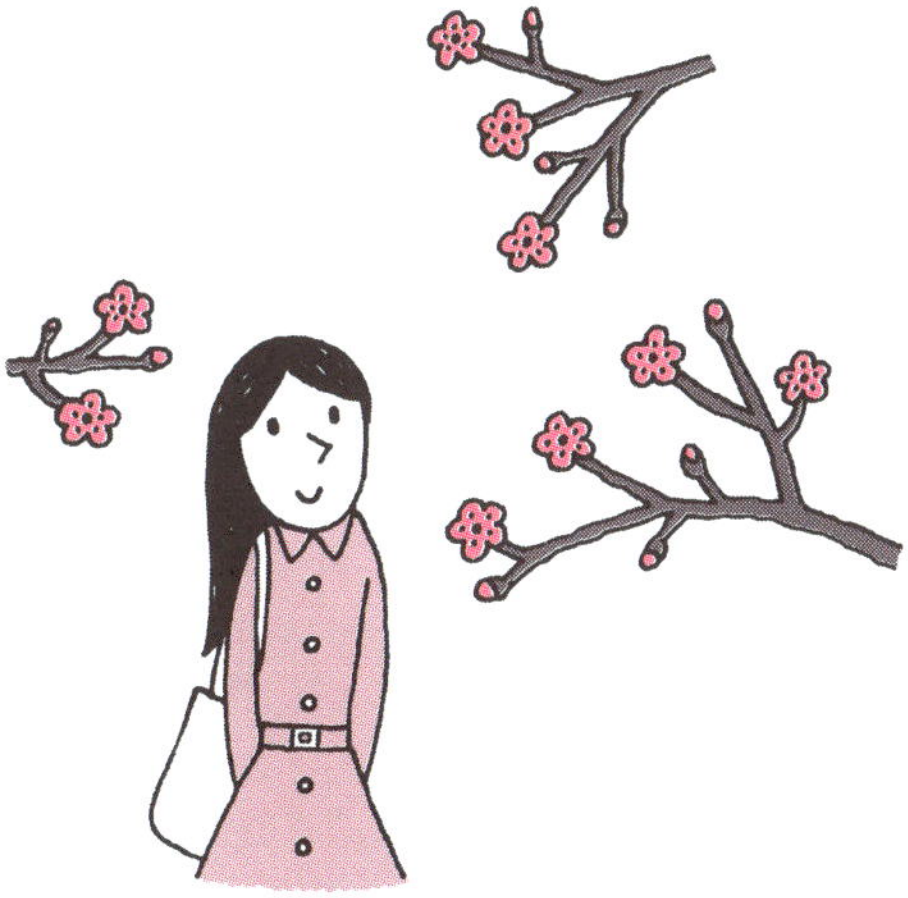

回復の目標

回復力をつけて「心の健康」を得る

うつ病からの回復とは、無気力や絶望という気持ちの底から抜け出し、多少落ち込むことはあっても、立ち直れるようになること。そのためには「まぁいいか」と思える楽観主義になりたいものです。

回復に向かって

回復して「心の健康」を得るために、希望をもって歩いていきましょう。ゴールに着くには時間と工夫が必要です。工夫には薬の整理も含まれていますが、心の回復力をつけることが大切です。

歩きつづけるために

希望をもつ

3年、5年でよくなる人は大勢いる。7年ぐらいたてば、医師や薬と縁が切れる人も

自力本願

医師や薬に頼るのではなく、病気を治すのは自分。いわば自力本願にする

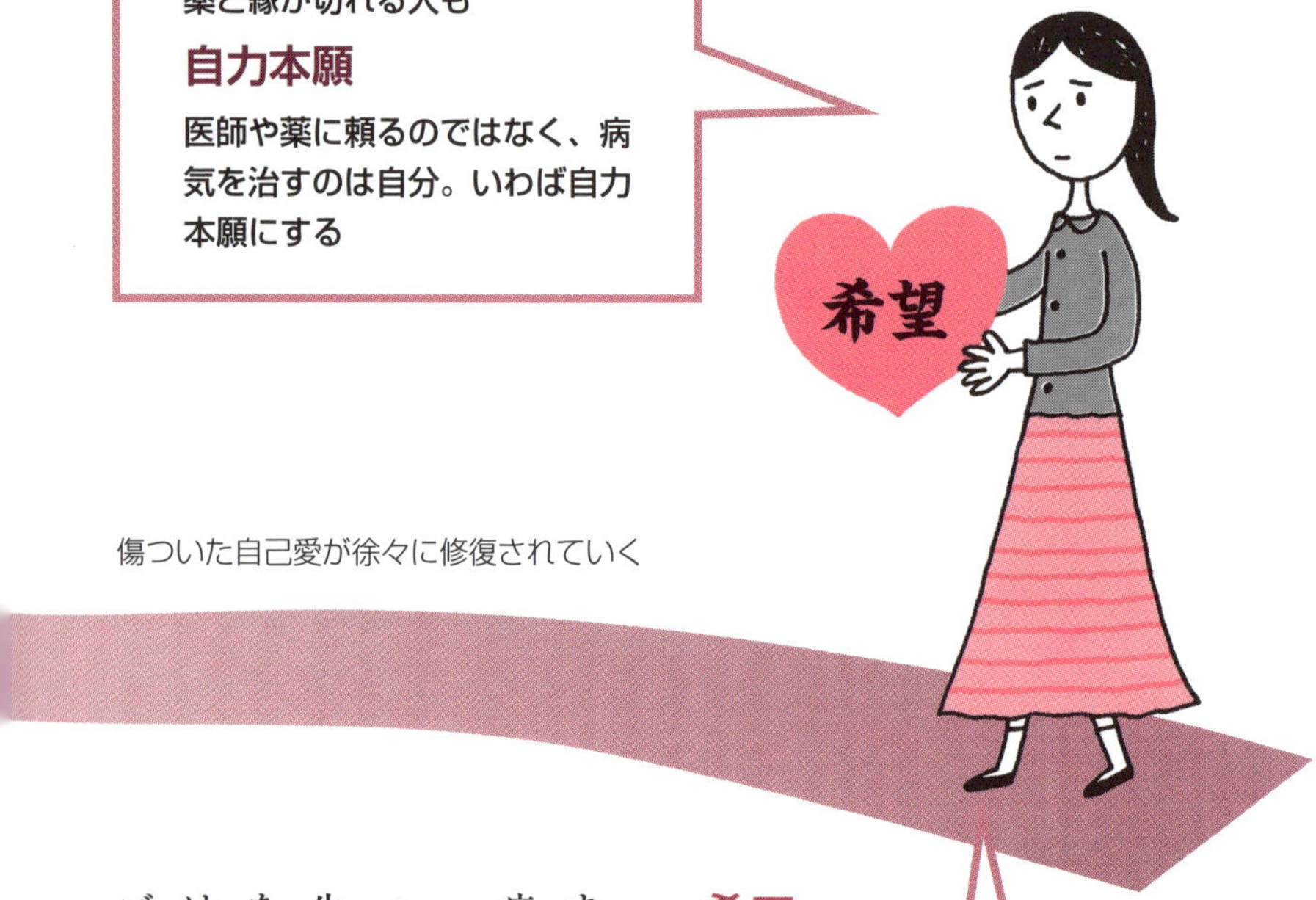
希望
傷ついた自己愛が徐々に修復されていく

1 回復しないのは原因がある
2 進行性の病気ではない
3 時間と工夫しだいで回復する
4 必ず治る
5 自分や人生に対する愛を取り戻す

「治る」という希望をもちつづける

うつ病は進行性の病気ではありません。治らないのは原因があり、病気のせいではないのです。

二〇年以上もうつ病が治らなかった患者さんでも、薬を整理し、生活のしかたや意識のもち方などを工夫することで回復している人は大勢います。希望を捨てずに、ゴールに向けて歩いていきましょ

「心の健康」を得る

長い間寝たり起きたりの生活をしていると、なにが健康かわからなくなっている。心の健康とは、楽観バイアスがある状態。落ち込んでも「まぁいいか」と立ち直れること

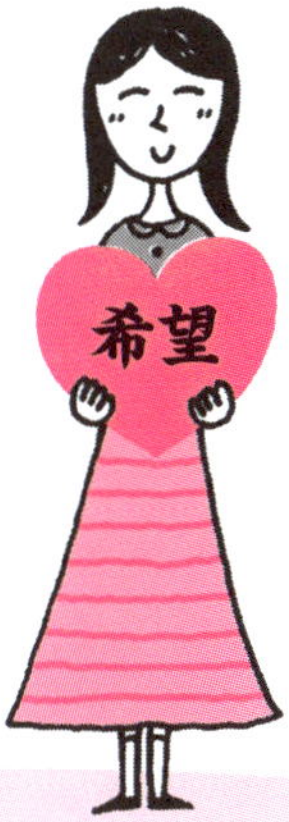

徐々に取り戻すもの

自己同一性

本来の自分がどういう人間だったのかがつかめること

エンパワーメント

生活基盤を自分で決め、安定すること

回復

医師とも薬とも縁が切れ、普通の生活が送れるようになること

徐々に身につけるもの

楽観主義

ものごとを深刻にとらえない。今を生きる

ストレス抵抗力

受け流せるようになる。鈍感力を身につける

う。ゴールは普通の生活ができるようになることです。

　必ずしも以前の自分に戻るとは限りません。楽観主義やストレス抵抗力がつき、以前とは別の自分になっているかもしれませんが、きっと新しい自分が好きになっているでしょう。

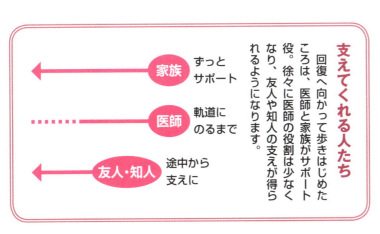

支えてくれる人たち

回復へ向かって歩きはじめたころは、医師と家族がサポート役。徐々に医師の役割は少なくなり、友人や知人の支えが得られるようになります。

- 家族　ずっとサポート
- 医師　軌道にのるまで
- 友人・知人　途中から支えに

回復のプロセス

まず気分を軽快させていく

診たて直して、薬を整理したら、長引いているうつ病の治療を再スタートさせます。回復へ向かって歩きはじめるには、まず気分の改善が欠かせません。

回復を３段階でみる

薬を整理して再スタートしても、一直線に回復していくとはいえません。回復のプロセスを大きく３段階に分け、注意点もみてみましょう。

気分がよくなる

不必要な薬をやめ、症状に合った薬を飲めば、不安が改善して気分がゆったりしてくる。食欲や睡眠も改善してくる。少しの活動でも、心身ともに疲れて1週間ほど寝込むこともある。気分がよくなっただけで、体力や持続力が落ちていることを認識しよう

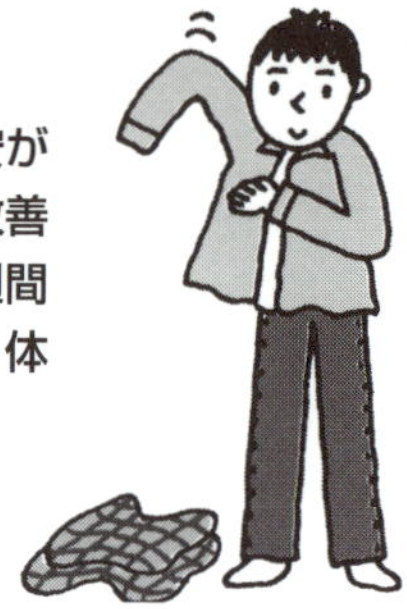

パジャマで過ごさず、着替えようかと思う

70〜80%の回復

意欲や関心が改善してくるが、現実に直面して不安になるなど、不安定。ここで治ったと錯覚する人は多い。体力や持続力はないので、働きすぎて後戻りすることも。まだ100%ではないと認識しよう

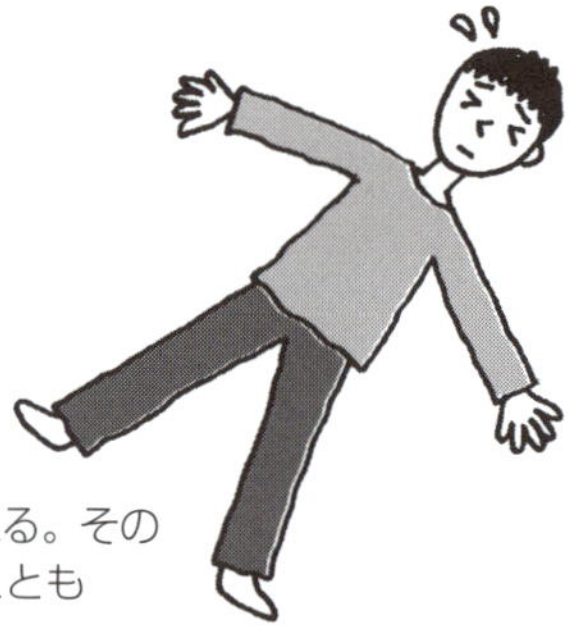

１日がおわるとひどく疲れる。その疲れは１日ではとれないことも

ソフトランディング

再就職する人もいるが、ここからがスタートライン。体力や持続力の回復は3ヵ月単位で進んでいく。当初は100点満点で60点以下にならない程度の仕事をするつもりでいく必要があると認識しよう

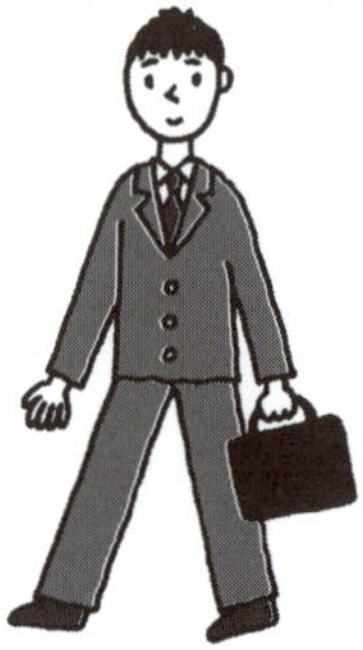

働きはじめる人もいる。時短勤務などで、様子をみながらにしたい

回復への道のり

最初にうつ気分がとれます。回復軌道にのると、おっくうさがなくなってきて動けるようになり、楽しいと感じることがでてきます。まだストレスがあれば落ち込んでしまいますが、ストレスへの抵抗力も徐々についてきます。最後に自尊心が戻り、自信が回復します。

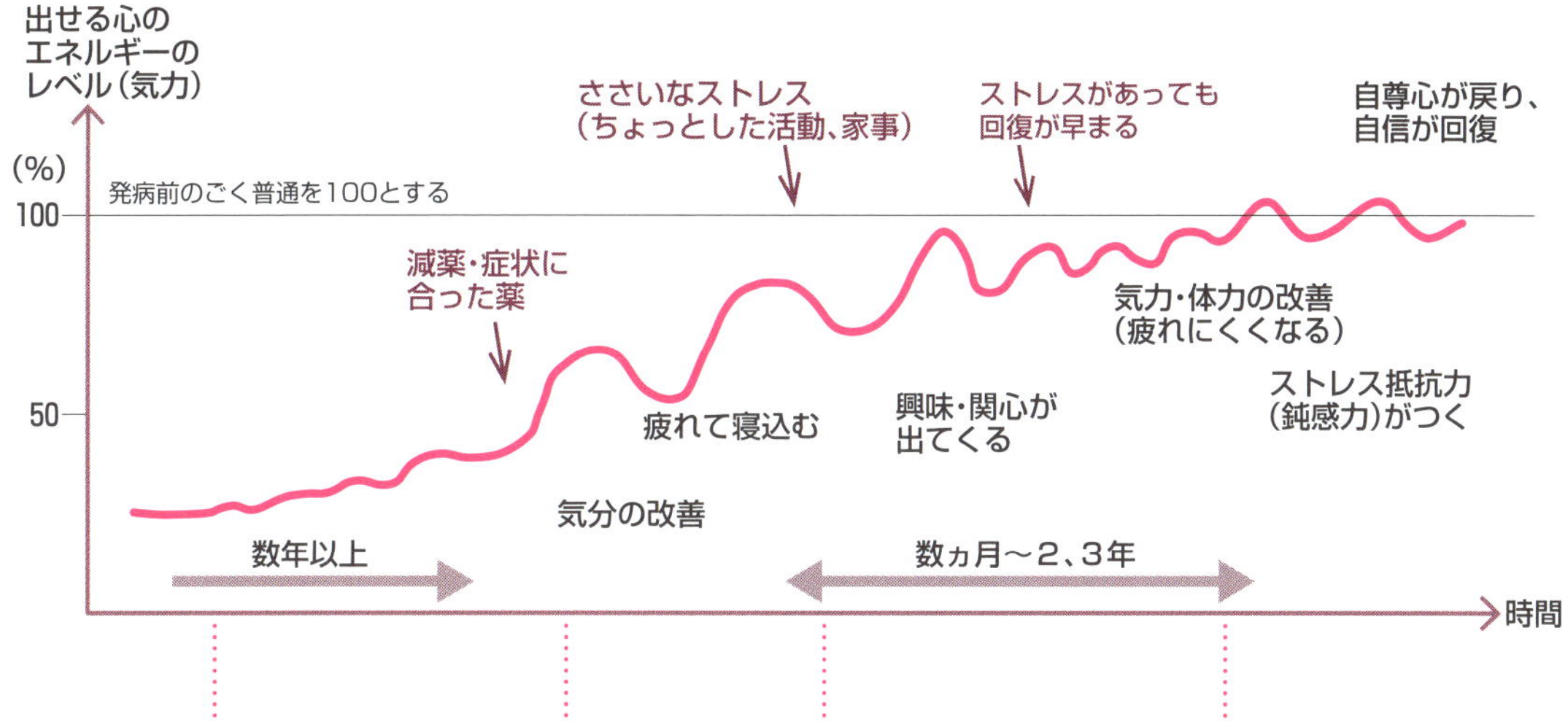

すべて落ちた状態が長く続いている

薬で気分が急に上がる人もいるが治ったと勘違いしないように

ささいなストレス、家事や活動ですぐ疲れ、気分や気力が落ちて寝込んでしまう（数日以上も）

よくなったり悪くなったり、小さな波をくり返しながら回復していく

気分がよくならないとなにも始まらない

回復へ向かって歩きだすには、気分の改善から。そのために、薬の量を減らす、効果のない薬をやめる、症状に合った薬に切り替えるなどが必要です。SSRIには、不安や恐怖、こだわりをなくして気分をよくする効果があり、多剤をSSRI単剤にして回復し、断薬できた例もあります。

薬への抵抗感があるかもしれませんが、気分が改善しないと動けません。ただ減薬や断薬するだけで回復するわけではないのです。

体力、持続力、自信は自分でつける

薬では気分をよくすることしかできません。SNRIなどの薬は意欲を高めるとはいっても、自信をつける薬はないし、体力も持続力も薬ではつきません。こうした力は、自分でつけていくしかないのです。

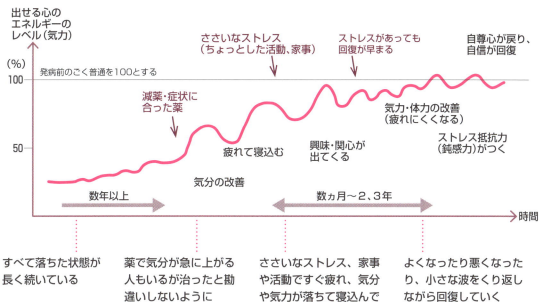

脳を休ませる

反すうをやめて今だけをみつめる

いやなことを延々と反すうするのは、脳のエネルギーを消費して、脳と心を疲れさせます。いやなことを考えるのをやめ、今のことだけをみましょう。脳と心が休まり、もとのように動けるようになります。

過去や未来を思い煩うのはやめる

うつから抜けるためには、過ぎたことや先のことを考えずに、今日のことだけを考えるように意識しましょう。反すうをやめて脳と心を休めるのです。

難しいと思うのは、今それができない状態だからです。考えなくていいことを、寝ても覚めても考えているからです。

今のことを考え目の前のことを感じる

反すうを断ち切る方法は、反すうしている自分に気づくこと。気づいたら、反すうをやめるようにします。「やめよう」と意識すれば、

まず気づこう

デフォルトモードネットワーク（→P44）を過剰に働かせて脳のエネルギーを消費しています。反すうをやめる方法は、反すうに気づくことです。

うつ病の患者さんは
いろいろなことを記憶の中から取り出しては考えている。過去を悔やんだり、未来を心配したりしていて、今に生きていない

健康な人は
過去を反省したり、未来に備えて準備することはあるが、今に生きている。適度なマインドフルになっている

気づく
ほうっておくと、くよくよ悩んでしまう。そんな思考はストップ。脳を働かせている状態にどっぷりはまっている自分をいたわろう

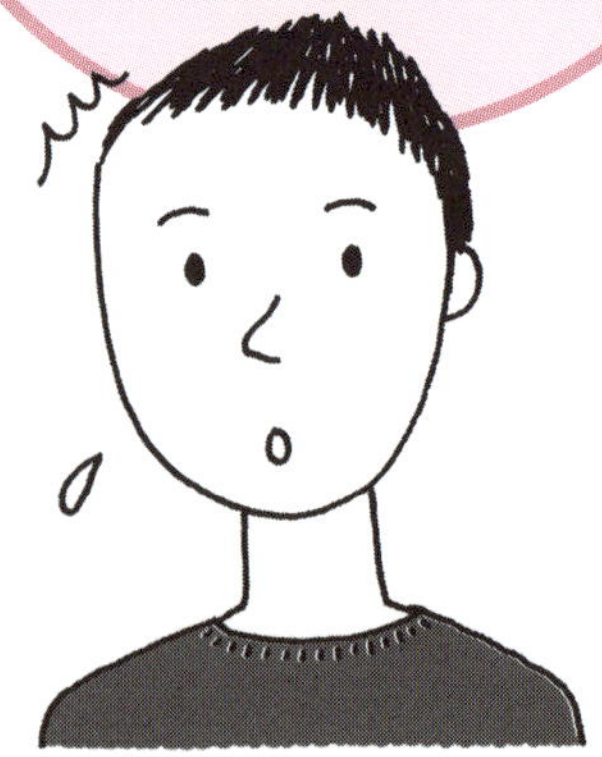

「あ、また『反すう』している」と気づくことがスタート

ある程度はやめられます。

代わりに考えるのは今のこと。そして五感を使って感じることです。元気になれれば、心が温かい思いで満たされる「マインドフル」の状態になれるようになります。

健康な人は同じことをくよくよ考えてはいないので、適度にマインドフルではあるのです。昨日のことも明日のことも、それほどつきつめて考えているわけではありません。ある程度刹那的に、今に追われているのですが、それで落ち込まずに生きていけるのです。

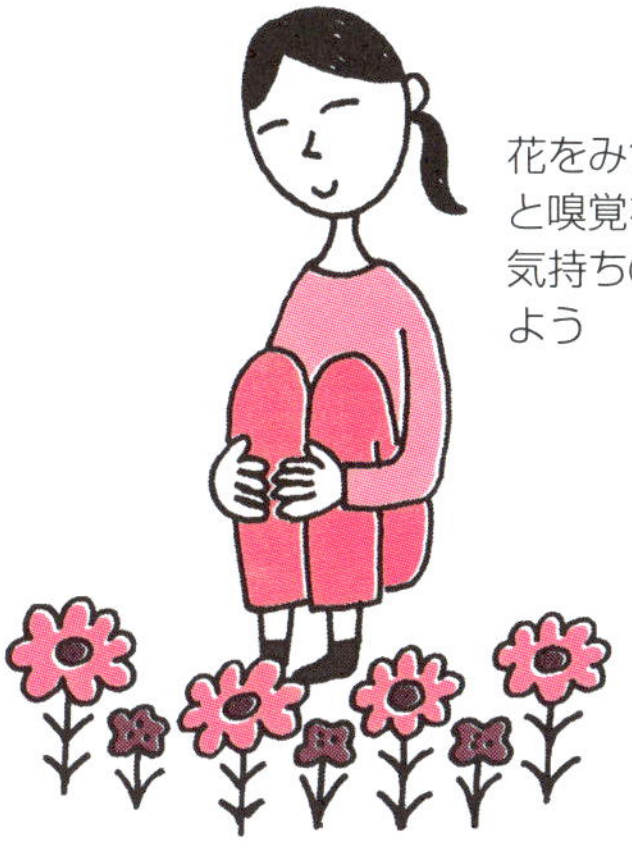

花をみつめれば、視覚と嗅覚を活用できる。気持ちのいいことをしよう

思考や行動を変える

気づいたら、「やめよう。ほかのことを考えなくてはいけなかったんだ」と意識する。会社のことは考えない、明日のことも考えない。なにもしないで寝ていると、反すうに陥りやすいので、あまり頭を使わないことをする

今だけをみつめる

今のことだけを考えたり感じたりして過ごす。暇にしていると、どうしてもいやな考えにはまるので、反すうに戻らないように、なにか好きなことをしよう。
最初は努力が必要だが、徐々に反すうから抜けられるようになる

触覚　視覚　嗅覚　聴覚　味覚

五感を活用しよう

おっくうで元気に動けなくても、できることはある。音楽を聴く、おいしいものを食べる、きれいなものを見るなど、好きなことをしよう

マインドフルネス瞑想のことですか？

ストレス解消法のひとつに「マインドフルネス瞑想」があります。ゆっくりとした呼吸で今を感じながら瞑想するなど、やり方はいくつかあるようです。

また、うつ病が治らず長期間にわたっているような患者さんに、「マインドフルネス認知療法」をおこなっているところもあり、効果が報告され、日本でも注目されています。

本書でいう「マインドフル」は、瞑想や認知療法ではなく、「心を満たす」という意味です。

今日のことだけを考え、好きなことをして、反すうから抜けようというものです。

行動活性化療法

気力と体力を回復させるのは自分

うつ病の治療には休養が必要といっても、家で休んでいるだけですっかりよくなったという人はいません。なかなか治らず長期間にわたっている場合、休むという考えは、もう切り替えないといけません。

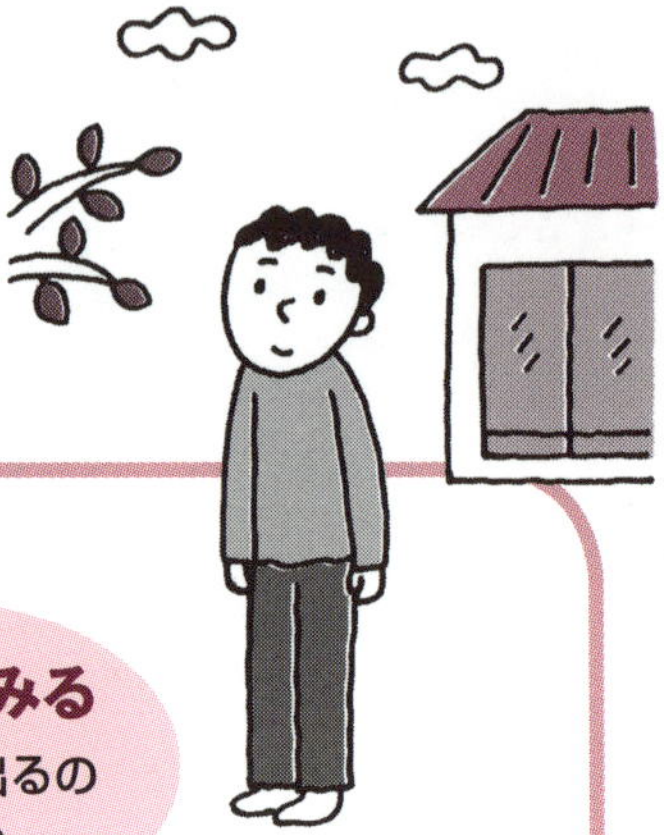

天気のいい日に空を見上げてみよう

行動を広げていく

感情、思考、行動、身体反応は相互に関わりあっています。行動を変えて感情に働きかける治療法を行動活性化療法といいます。行動の内容も範囲も徐々に広げていきます。

ポストまで行く
家の外に出よう

1日1回は外に出るようにしたい

庭に出てみる
ベランダに出るのでもいい

夜風にあたる
昼間は人目が気になるなら

喫茶店に行く
目的のない散歩は出づらいなら

買い物に行く
1回に1品ずつ。何度かに分けて出掛けてもいい

掃除をする
簡単な掃除から

↓

以前やっていないことをする
以前は着たことがないような服装をするなど

以前やっていたことをする
昔読んでいたマンガを読むなど

習慣を変える
テレビを1日みないなど

思考を変えるきっかけになるかも

考えないでできることから始める

何年も寝たり起きたりの生活をしているうちに、体力は落ちています。体を動かそうといっても、すぐにできるものではなく、年単位の時間がかかります。

まず、病気だから動けなくてもしかたがないと思う気持ちや、医師や薬に頼る気持ちは捨てましょう。療養で落ちた体力は医師や薬には治せません。自分でトレーニングしていくしかないのです。

トレーニングとは筋トレなどではなく、日常のことです。最初のうちは、あまり考えないでできることから始めます。家事でいえば、料理ではなく掃除からです。料理は献立や買い物を考えなくてはなりませんが、掃除なら体を動かすだけ。しかも、掃除のしかたで活動量も調整できます。

自分の力で

休んで寝ている時期はもう過ぎています。うつ病を治したいなら、他力本願から自力本願へと、うつ病に向き合う姿勢を変えないといけないのです。

他力本願

治らないのは病気のせい、医師や薬で治そうと頼る

↓

自力本願

気分や意欲が薬で多少改善しているのなら、もう薬に頼る時期ではない。気力も体力も回復させるのは自分。医師も薬も補助で、頼るのは自分

どこでデイケアをおこなっているかは地域の役所の障害福祉課に問い合わせを。インターネットで探してもいい

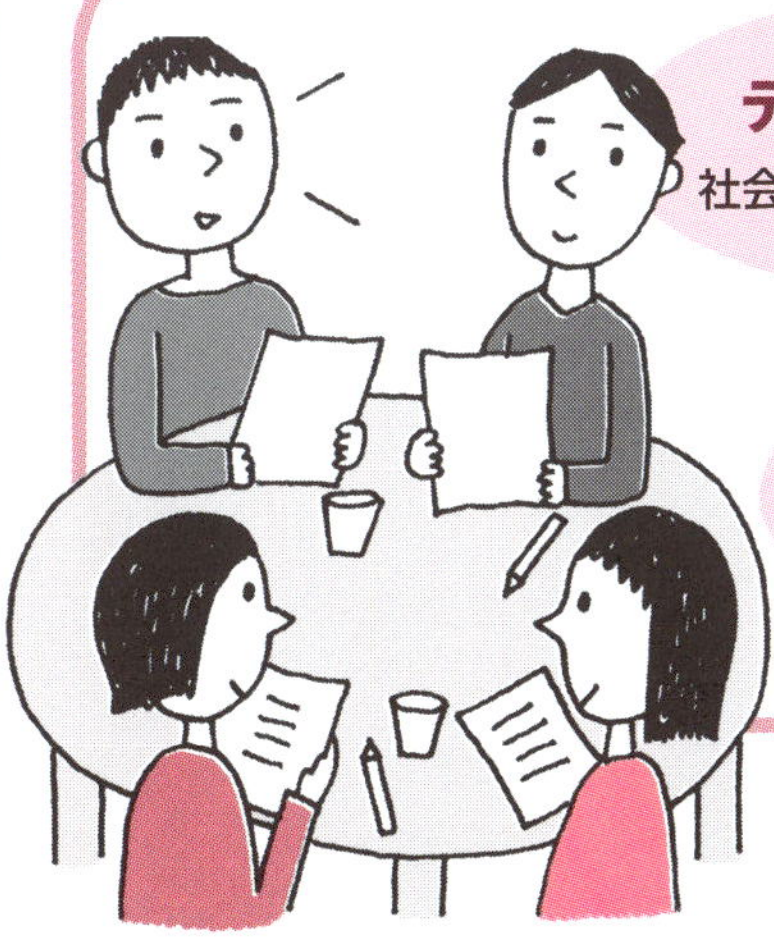

デイケアに通う
社会復帰の練習ができる

患者の会に参加する
自分ひとりではないとわかる

ジムに通う
より体力をつけたいなら

人と会う機会をもうけたい

楽観主義

希望をもって「いい加減」に生きる

健康な人は楽観バイアスと鈍感力をもっています。うつ病を治すためには、「なんとかなるさ」という、ある程度の楽観主義が必要です。ものごとをつきつめず、「いい加減」に生きるほうがいいのです。

自信、自尊心の回復も

　行動活性化療法を進めるときにも、「これでよかったのか」などと否定的にとるのはやめましょう。同じ結果でも楽観的にみれば「うまくいった」ことになります。実績がつまれていくので、自信がつき、自尊心が回復していきます。

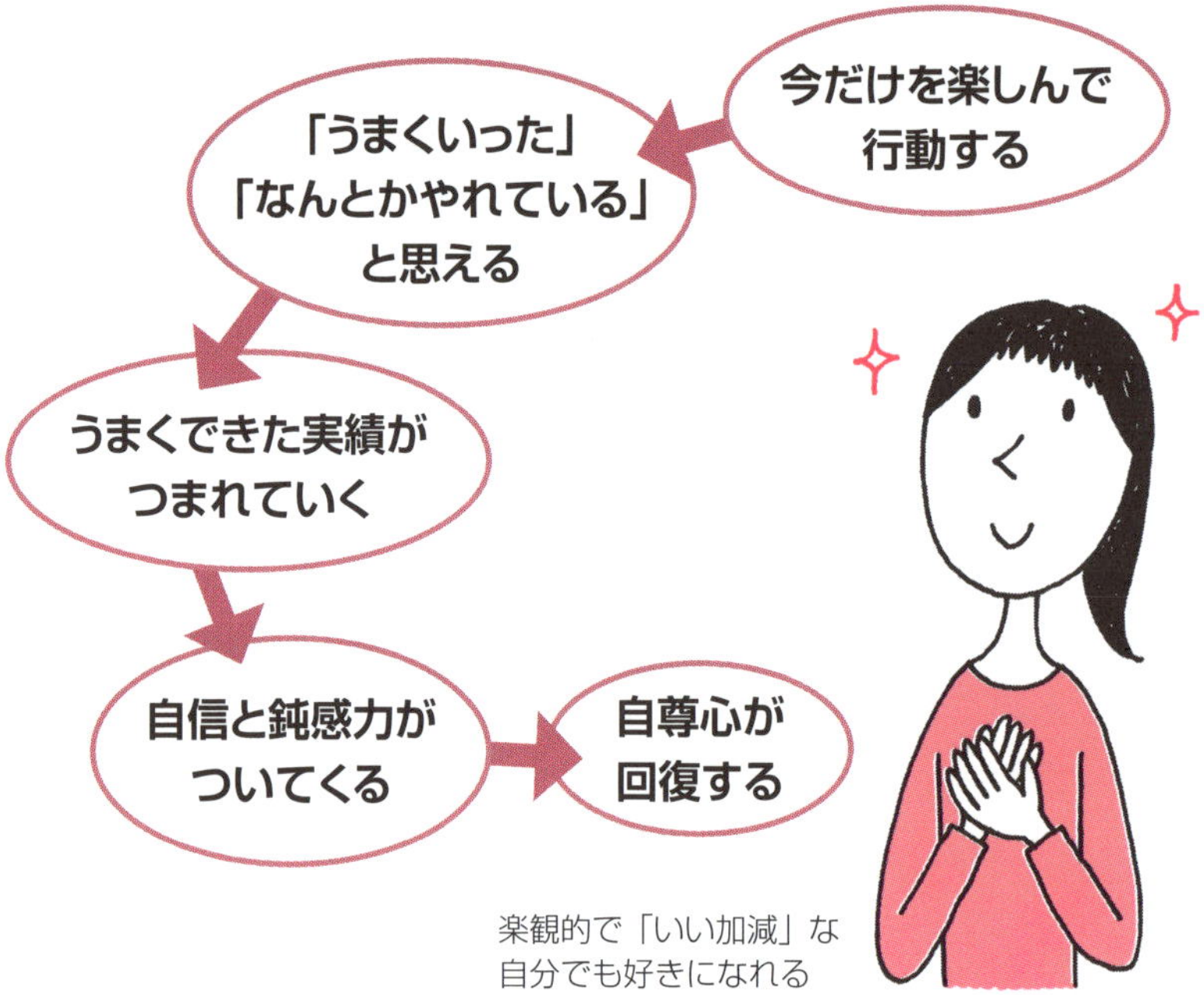
今だけを楽しんで行動する
「うまくいった」「なんとかやれている」と思える
うまくできた実績がつまれていく
自信と鈍感力がついてくる
自尊心が回復する

楽観的で「いい加減」な自分でも好きになれる

「認知を変える」ための認知行動療法は？

　認知行動療法は保険適用になり、精神科のクリニックなどで、よくおこなわれています。ものごとの事実、それをどう受け取るか、ほかの見方はないか、などをノートに書き出す方法が、よく指導されています。デイケアのプログラムに入っているところもあります。

　なかなか治らないうつ病の患者さんのために、アメリカで認知行動分析システム精神療法（CBASP）という認知行動療法が開発されています。

　日本にも紹介されていますが、ふだん臨床の場で使われるまでには至っていません。

意識が変わる

希望をもち、楽観主義で行動活性化していけば、意識が変わってくるでしょう。自力本願といっても、それほど難しいことではなくなります。

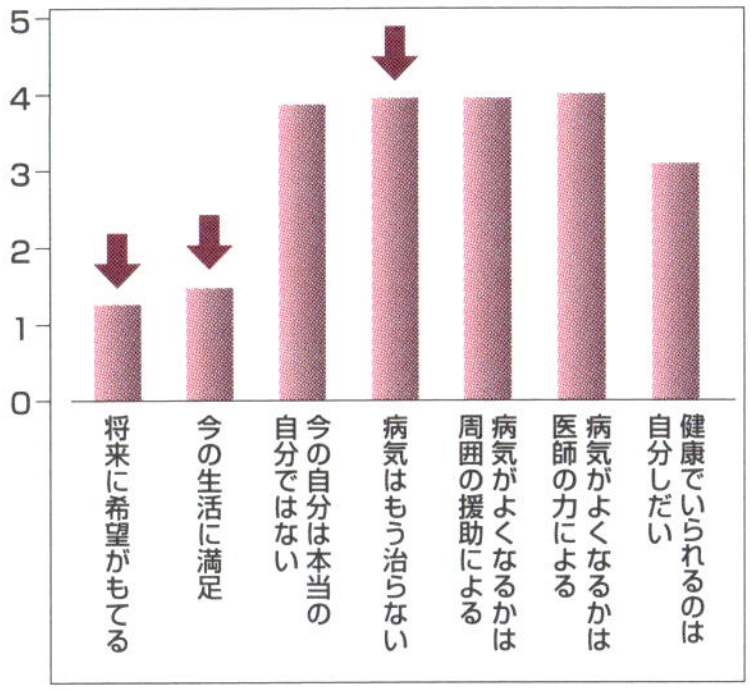

初診時にアンケートをおこなった患者さんに、再度半年後に同じ質問をした。ほとんどの患者さんの意識が変わっていた

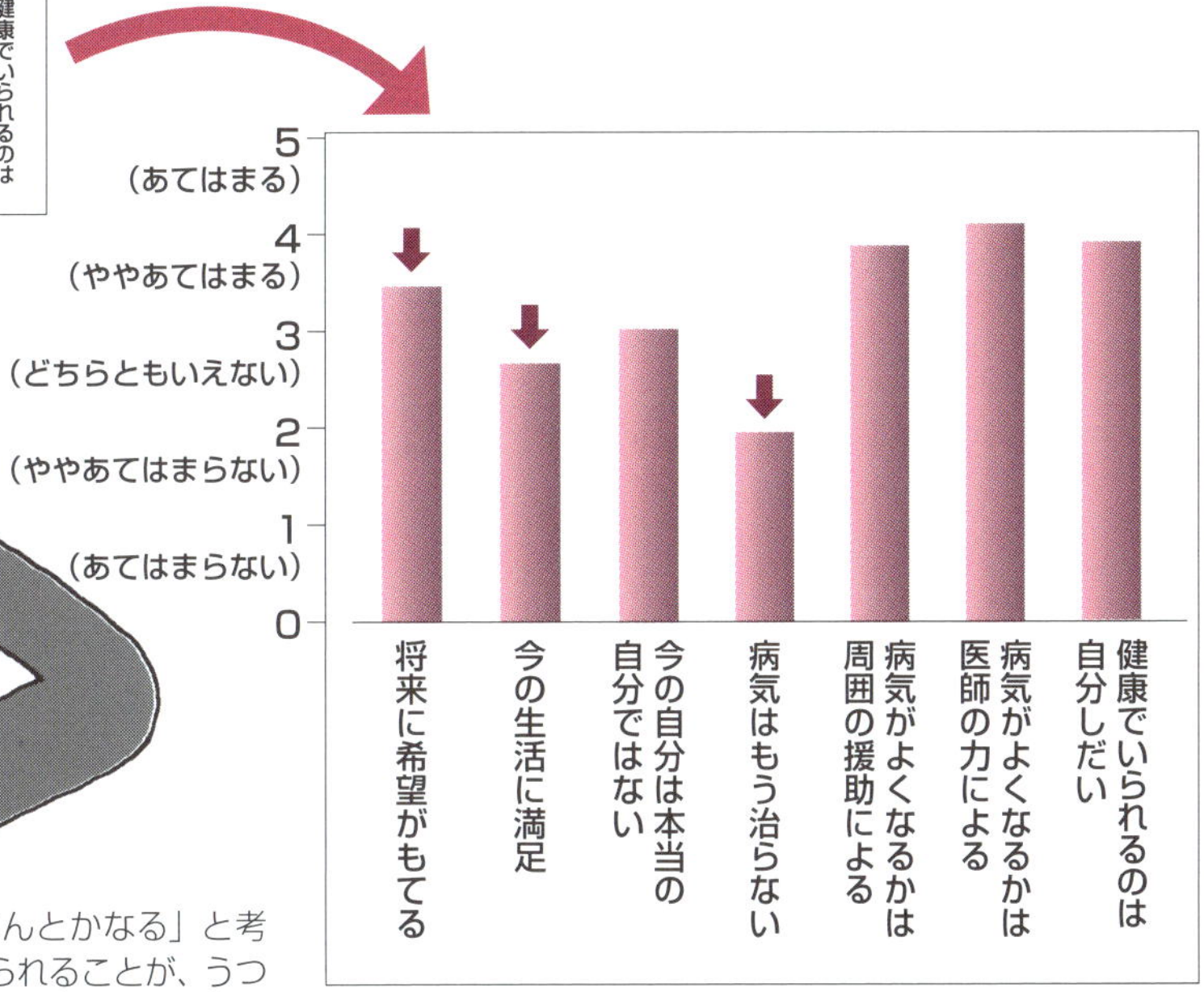

（14人調査）

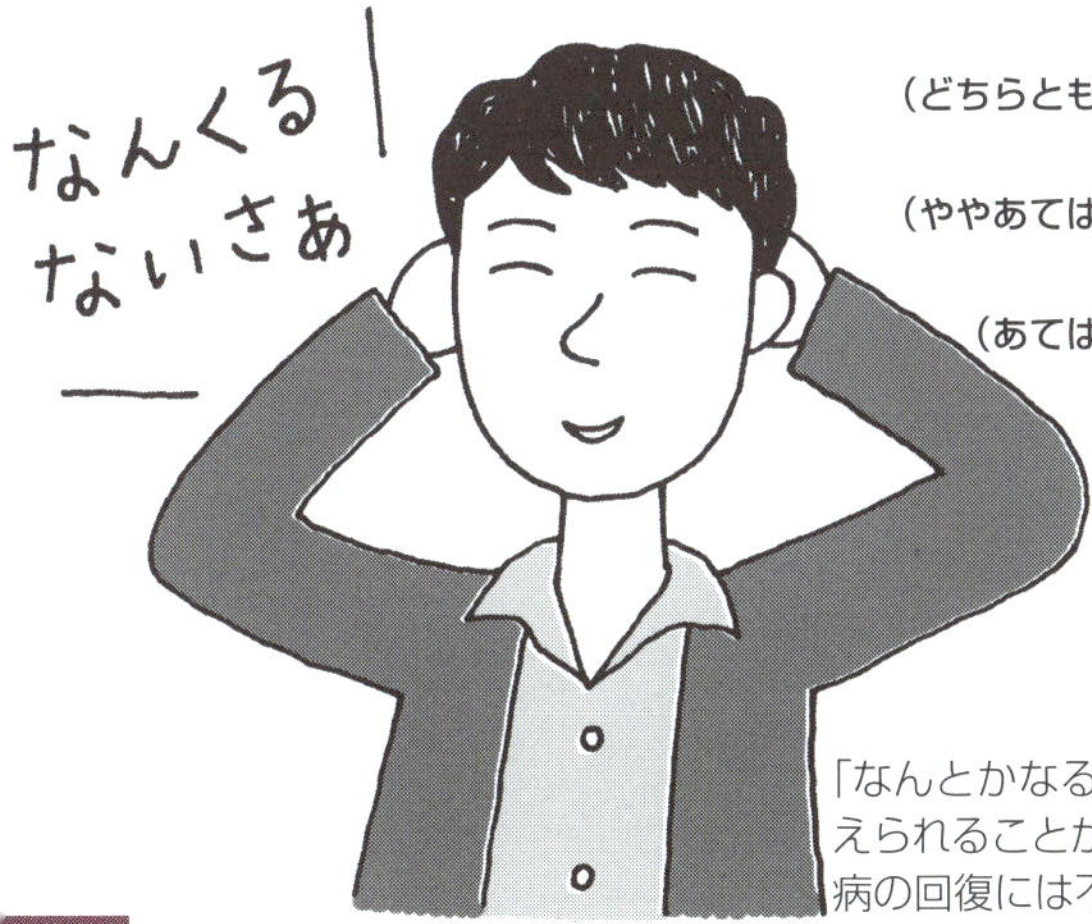

「なんとかなる」と考えられることが、うつ病の回復には不可欠

自分を責めるのはもうやめる

うつ病がなかなか治らない患者さんのなかには、きまじめ、完璧主義、神経質な人がいます。責任感が強く、病気が治らない自分をダメだと責めています。

もう自分を責めるのはやめましょう。十分苦しんだはずです。くよくよ考えるのをやめ、「どうにかなる」「なんとかなる」といった楽観主義に変えていきましょう。

もっと「いい加減」に生きていい

健康な人は楽観バイアスをもっています。この楽観バイアスが今の自分に必要なものです。

うつ病になる人は、もともとは楽観バイアスをもちにくい性格です。「小さなことを気にせず、いい加減に生きてもいい」という鈍感力をもつことを目標にすれば、「もうダメだ」という思いから脱することができるでしょう。

ストレスは受け流せばつぶされない

うつ病からの回復には何年もかかるので、途中でさまざまなストレスに直面することもあります。ストレスは正面から受け止めず、鈍感力をもって受け流すことを意識しましょう。

心と体に余裕をもつ

現代はストレスの多い社会です。特に会社では、本人がそういうタイプではなくても、がんばりや完璧主義が求められ、そうせざるを得ない状況です。職場ではキャパシティオーバーになって、つぶれていく人も多くいます。

うつ病になる人は、もともと適当に手を抜くことが下手です。上司にうまく相談することもできず、ひたすらがんばってつぶれてしまいます。

ストレスは正面から受け止めず、鈍感力で受け流すようにするといいでしょう。ここでも、深刻にとらえず、「なんとかなるさ」という楽観主義が生きてきます。

ストレス対応力を高める

ストレスに対処する力がついて、ようやくうつ病から回復したといえます。すぐにできるのは行動で、行動に思考がついてきます。

なにか心配ごとがあったら、そのままにしない

原因をつきとめ、解消できるものなら、そのための行動を起こす。問題の先送りはやめたい。難しくても、せめて解消しようという意識だけはもとう

笑いとユーモアを心がける

笑いやユーモアは心身のストレス反応を抑えるという研究がある。日ごろから笑いとユーモアを心がけよう。自分の好きなことを楽しくやることも大切

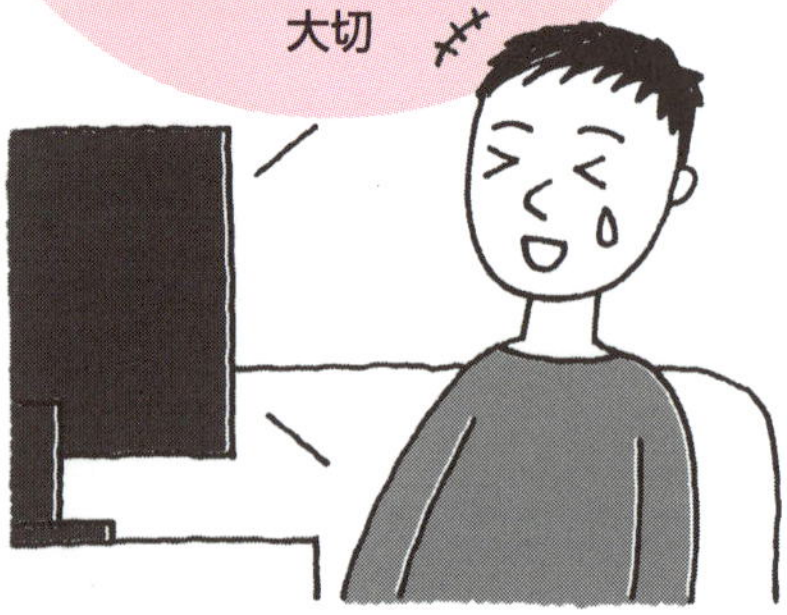

笑う門には福きたる

自分の能力の限界を知る

完璧主義の人は、とかく実力以上のものを望みがち。能力の限界を知って、高望みや背伸びをしない

行動

カフェインを控える
神経を高ぶらせるので、
カフェインは控えめに

呼吸をゆっくり
ストレスがあるときは呼吸が
速くなっている。ゆっくり
を意識しよう

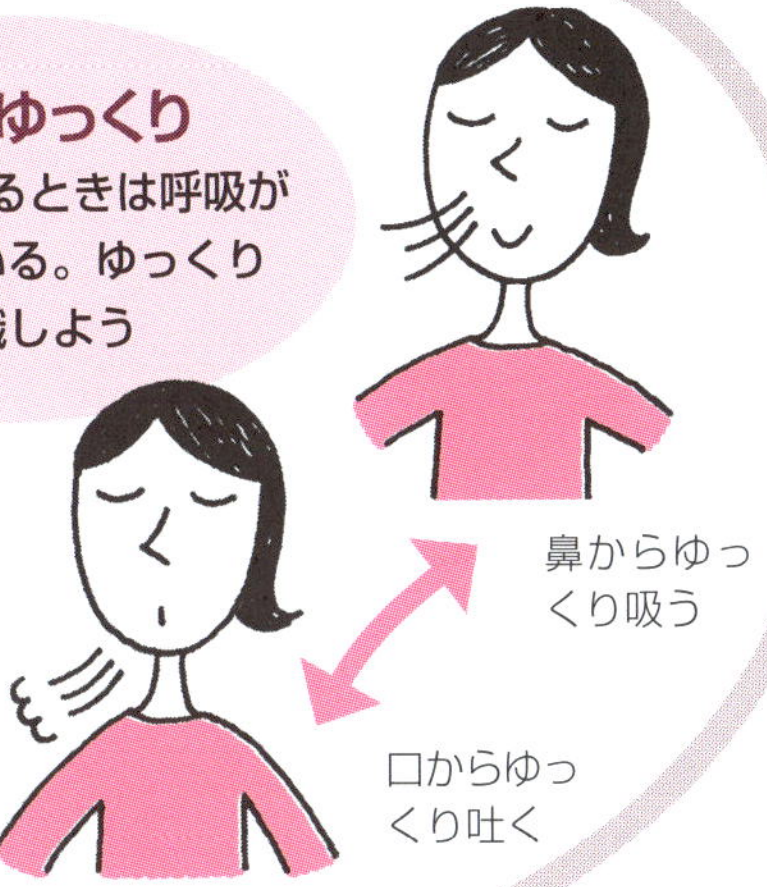

鼻からゆっくり吸う
口からゆっくり吐く

音楽を聴く
音楽療法としてもおこなわれる。
好きな音楽をゆっくり聴くのはストレス
解消におすすめ。回復してきたら、
歌うことや楽器の演奏もよい

考え方

せっかちにならず、余裕をもつ
イライラは自分を追い詰めるだけ。
イライラしそうなときには気持ちを
切り替えて、心身の余裕を
もとう

人に相談する
ひとりで抱え込むことじたいがストレスに
なる。ストレスのもとが解消できなくても、
相談するだけですっきりする。相談相手は
ひとりではなく、なんでも話せる人を
何人かつくっておきたい

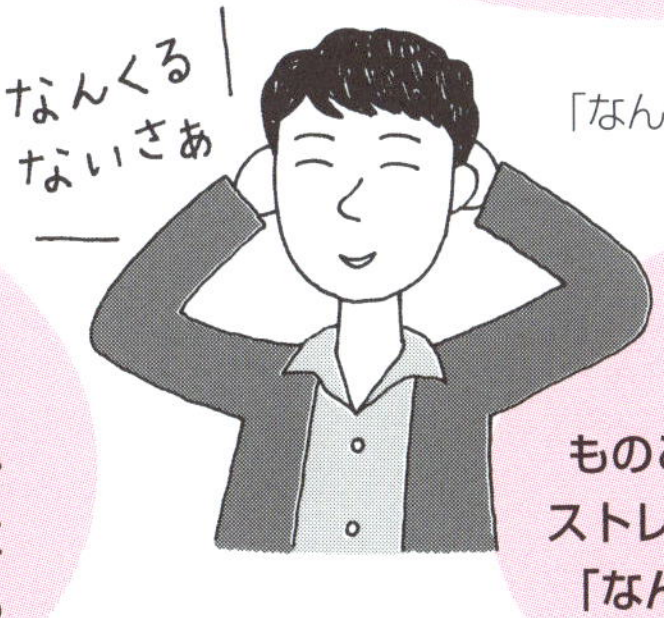

なんくるないさぁ

「なんくるないさ」が大事

人間関係はありのままを受け入れる
他人を変えるのは無理なことだと
認識しよう。人間関係では、現状を
受け入れるほうが自分のストレスに
ならない。あるがままを受け入れる
習慣と心の姿勢を
心がけたい

楽観的に受け止める
ものごとはとらえ方しだい。
ストレスになりそうなことも、
「なんとかなるだろう」など
楽観的に受け止めよう

布施豊正『心の危機と民族文化療法』(中公新書)を参考

「明るく元気いっぱい」にならなくていい

うつ病からの回復は、完全に明るく元気いっぱいになることがゴールではありません。ときには落ち込むことがあっていいのです。ストレスに対応できて、そこから立ち直れることが大事です。

回復する力

「心の健康」とは、明るく元気いっぱいになることでしょうか。そうではなく、落ち込むことがあってもいいし、落ち込むのはむしろ普通のこと。そこから回復できるほうが大事です。

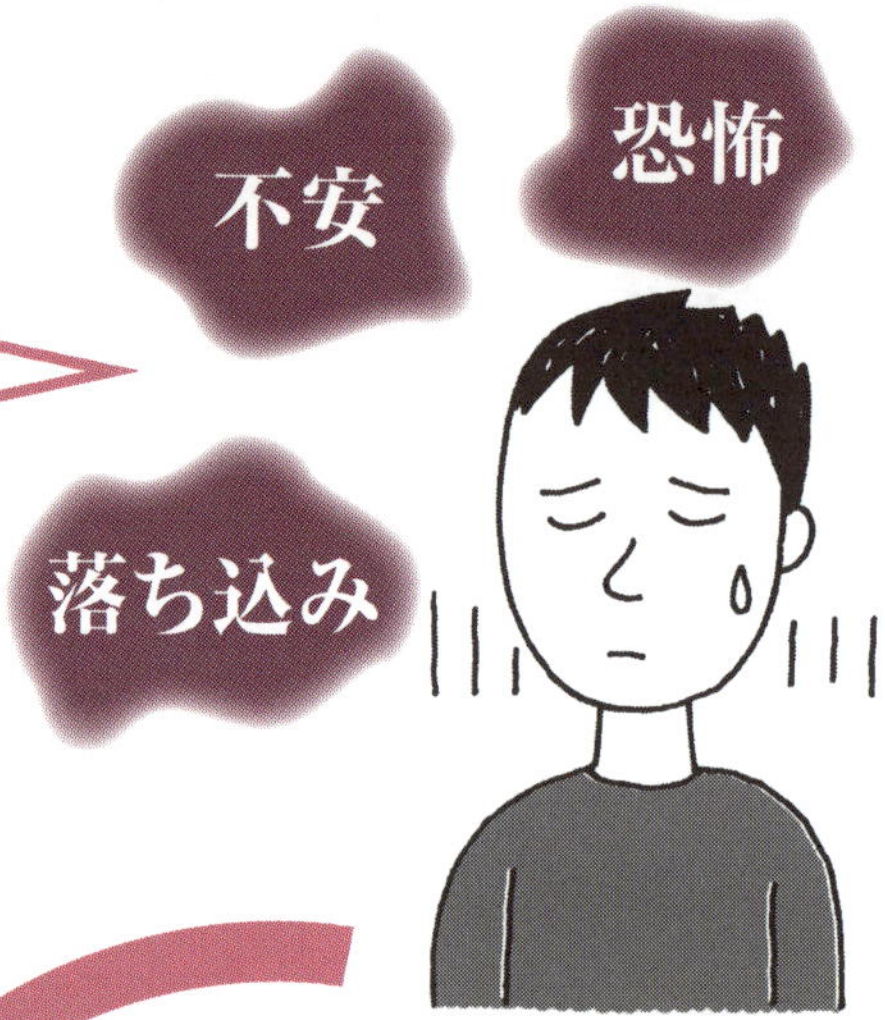

あっていい

不安や恐怖は生きていくための本能のようなもの。危険がありそうなときには慎重に行動することで、身を守っている。落ち込みは反省や工夫につながり、人間の成長因子ともいえる

落ち込むのはそう悪いことではなく、むしろいいことと言ってもいいほど

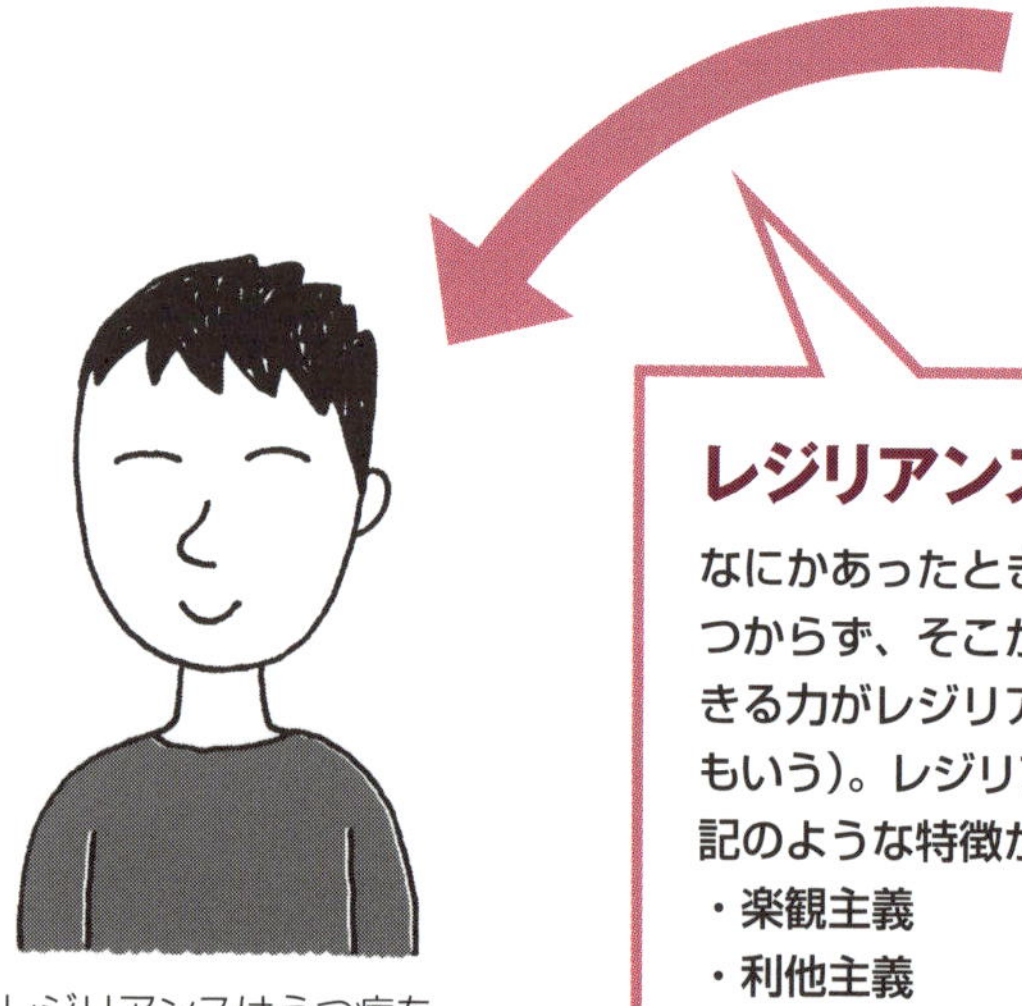

レジリアンスはうつ病を予防する力としても注目されている

レジリアンス

なにかあったとき、落ち込みにどっぷりつからず、そこから立ち直る力、回復できる力がレジリアンス（レジリエンスともいう）。レジリアンスがある人には、下記のような特徴がある

・楽観主義
・利他主義
・ユーモアがあること
・自分の役割がわかっていること
・サポートがあること
・恐怖を直視できること

（サウスウィックらの研究から抜粋）

うつ病からの回復とは

なにがあっても落ち込まないようになるのではなく、落ち込んでも立ち直れるようになることが、うつ病からの回復のゴールです。普通の生活を送ることができるようになり、いずれは、医師や薬と縁が切れるようになるでしょう。

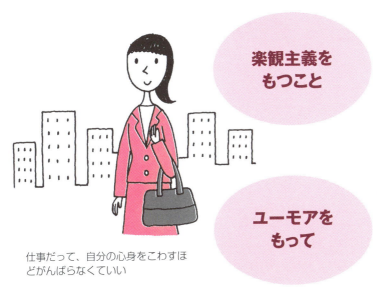

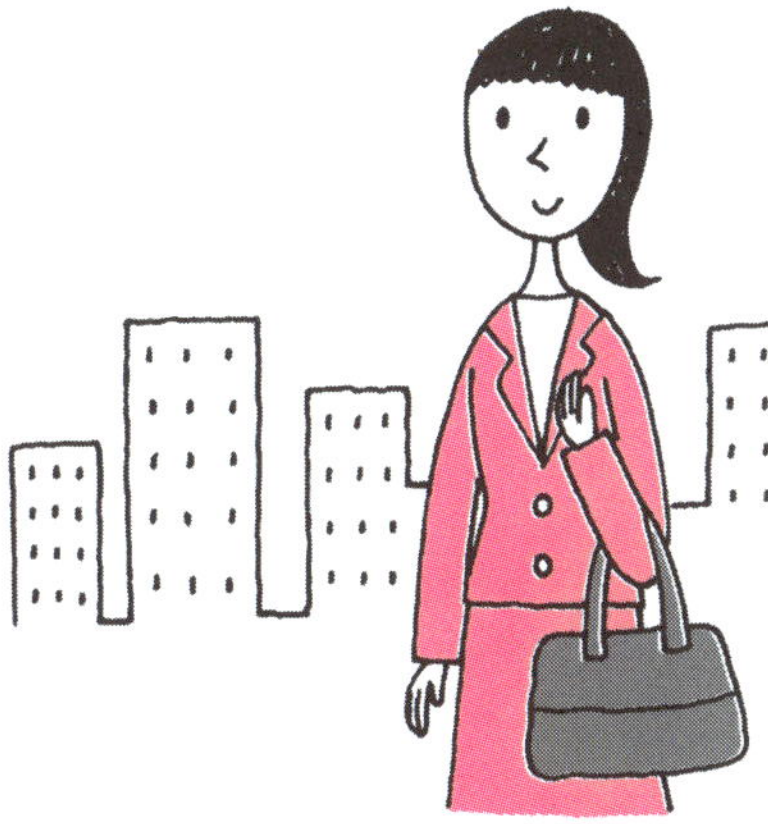

仕事だって、自分の心身をこわすほどがんばらなくていい

楽観主義をもつこと

ユーモアをもって

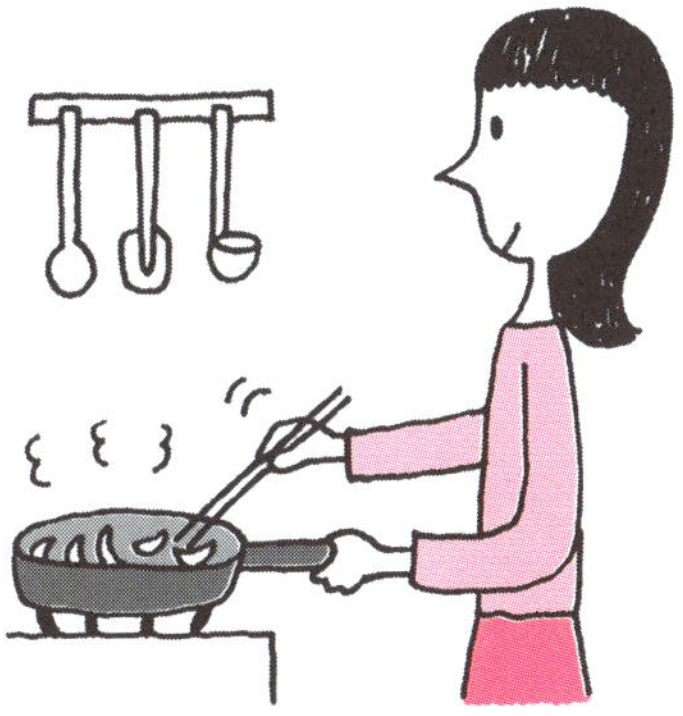

家事だって、多少手を抜いたってかまわないのだと、気楽にやればいい

人間だれしも落ち込むことはある

だれでも落ち込むことはあります。常に明るく元気いっぱいに過ごしているわけではありません。けれども、少し休んだり、友人とおしゃべりをしたりして立ち直り、日常生活に戻ります。人生はそううまくいくことばかりではないけれど、なんとかなるだろうと思うから生きていられます。

落ち込まないことより立ち直りが大事

ストレスを受けて落ち込んでも、回復できる力をレジリアンスといいます。レジリアンスがある人の特徴として、楽観主義やユーモアがあることが挙げられています。

うつ病の回復のゴールは心の回復力をもつことです。落ち込んでも立ち直れること。楽観主義をもってストレスに対応できるようになること。それが「心の健康」を得ることです。

本人への対応で注意したいこと

家族は難治性のうつ病の家族と一緒にいて長い間支えています。対応もわかっているでしょうが、思いがけないことが本人の負担になったり、励みになったりしています。

対応のポイント

本人の抑うつ気分がうつるかのように、家族も抑うつに陥る「感情の巻き込まれ」が起こらないようにしたいもの。現在、うつ病は外来通院治療が主になっているので、巻き込まれずに適度な距離感をもつことはできるでしょう。

寄り添い、見守る

具合の悪いときには、本人ができない部分を支える。気持ちに寄り添い、ある程度の距離をとって見守る

↓

回復してきたら励ましも

本人の状態によっては「がんばれ」という励ましは負担になるが、回復してきたら、励ましもあっていい

励ますつもりが逆効果にも

家族が、うつ病の人を支えるのに疲れて、ときには怒りや敵意などのネガティブな感情をもつこともあるだろうと想像されます。

しかし、長い間治らないうつ病の人がいる家族を調べてみると、予想外に、ネガティブな感情をもつ例が少ない結果でした。困っていても、支えつづけていています。

過干渉な家族も一部にいるといいますが、それは結果であって、本人がなにもできない状態だからです。回復してくれば、自然に離れていくものです。

ほとんどの家族がなんとか治ってほしいと願い、できることはなんでもしようとしています。ただ、その気持ちが伝わらず、逆効果になることもあるようです。

Kさんのケース

大きな音が苦痛だった

通院は父が運転する車で通っていました。それはたいへん助かったのですが、いつも運転中にカーステレオをかけるのです。しかも、J－POPのような、明るくテンポの速い曲を大きな音で。

もしかしたら、私のことを励まそうと、明るい曲を選んでくれていたのかもしれませんが、当時は大きな音が苦痛でした。音楽をかけることじたいはいやではなかったのですが、もっと静かな曲を小さい音にしてくれたらと思っていました。なにも音楽をかけず、なにも話しかけてくれなくても、まったくかまわないです。

本人の気持ち

本人から家族へ伝えたくても、うまく言葉にできなかったり、家族の気持ちを考えると言えなかったりします。家族の言動でうれしかったこと、つらかったことは、下記のような例がありました。

うれしかったこと

言葉

「よくなるよ」
希望をもたせてくれて嬉しかった

「あなたは普通だよ」
頭がおかしくなったと思ったけれど、自分をよく知っている家族がそう言うのだから安心した

「生きていてくれるだけでいい」
自分などなんの役にも立たないと絶望していたときに言われた

YES・NOで答えられる質問
考える力をなくしていたので。何食べたい、と聞かれるより、うどんでいい？　などと聞かれるほうが楽だった

行動

ほうっておいてくれた
話しかけられても答えるのがおっくうだったから

花を買ってきてくれた
見捨てられていないと感じられた

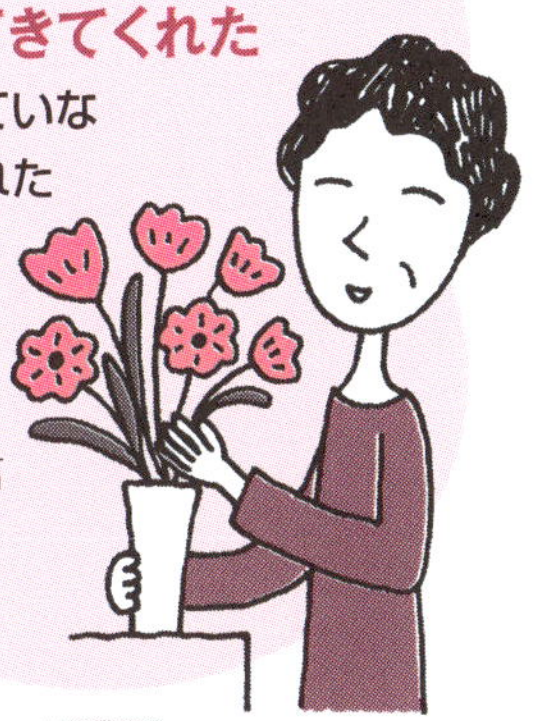

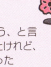

ありがとう、と言えなかったけれど、うれしかった

つらかったこと

言葉

「甘えだ」
自分では親に甘えているつもりなどなかった

「〇〇でもしてきたら?」

〇〇程度のこともできないのか、と言われているような気がした

「心の風邪だよ」
風邪ぐらいのつらさではないのにと思った

「がんばれって言っちゃいけないんだよね」
本人にそれを聞くのか、と少しムッとした

行動

無理にはしゃぐ
そんなふうに気を遣われてもつらいだけだし、一緒にはしゃぐなんて無理

就職のことを心配される
お金の面で負担をかけていると非難されている気がした

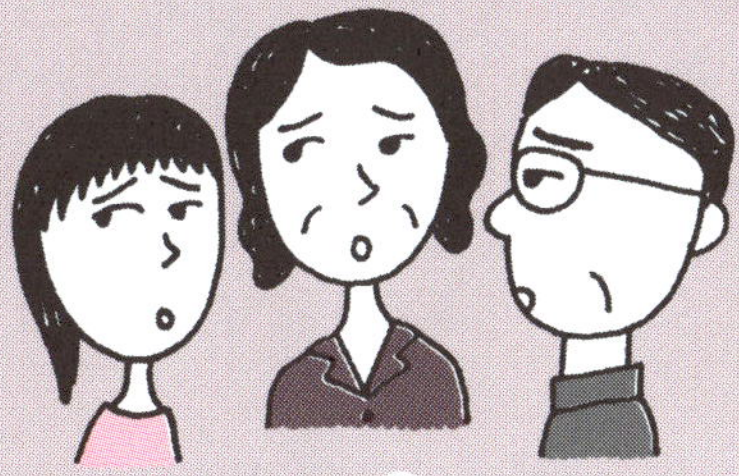

家族どうしがコソコソ話していると、自分のことを言われていると思った

家族へ②

焦らずあきらめず、治ると信じて

抑うつが続いているのは病気のせいではなく、なにか原因があるからで、うつ病は本来治る病気です。回復までに時間がかかりますが、家族も希望をもって、本人を支えていきましょう。

希望をもって

長い間患ってきて、ここで再スタートしたからといって数ヵ月で回復というわけにはいかないでしょう。年単位の時間がかかりますが、希望を捨てないことが大切です。

本来の姿を知っている

長い間気分が平常になっておらず、本人は自分を見失っている。どんな人間だったのかは、家族がいちばん知っている

共感する

これまでがんばった、うつ病が治らないのはあなたの責任ではない、今はつらいだろうという共感と、かならず治るという希望をもって

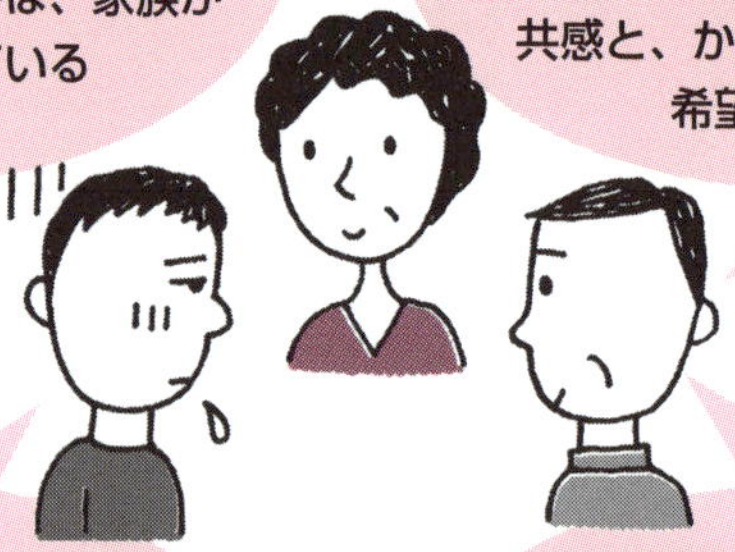

抑うつが強いときには、本人から助けを求める気力もない。そんな気持ちを想像することが共感

しゃべりたくないことも

話しかけても返事がない。それは病気の症状で、家族を無視しているわけではない。しゃべりたくない日もあると理解したい

うつ病について知る

うつ病の症状、経過、対応法などを正しく知ろう。インターネットの情報には間違いも多いので、主治医に尋ねたり、本を読んだりしよう

Mさんのケース

妻の言葉が回復へのきっかけに

発症して五年以上たっても治らない、もう仕事もできないし、これ以上生きていてもしょうがないと思い詰めていました。ある晩、包丁を持ち、のどにあてていました。しかし、そのまま手が止まり、ふるえが止まりません。

そのとき、妻が私を見つけ、「一緒に死のう」と泣いたのです。我に返りました。妻を死なせてはいけない、そんなに私のことを思ってくれているんだと気づきました。私がいなくなったら妻はどうなるんだろうとも。

いい思い出もいっぱいあった。そうだ、ずっとこのままではいけないと決心しました。それが回復のきっかけになりました。

共感することで健全な自己愛が戻る

うつ病はけっして性格の問題や、怠けている問題ではありません。もともとはまじめで明るく、社会に適応していた人のはずです。それがうまくいかず、多くのものを失い、自己愛が傷ついています。

傷ついた自己愛は共感を得ることで癒されていきます。信頼関係があるなかで、本人を受け入れて、人間的な価値をもう一度見出してくれる存在が必要です。具合が悪く人間関係を失っているとき、その役割は家族です。

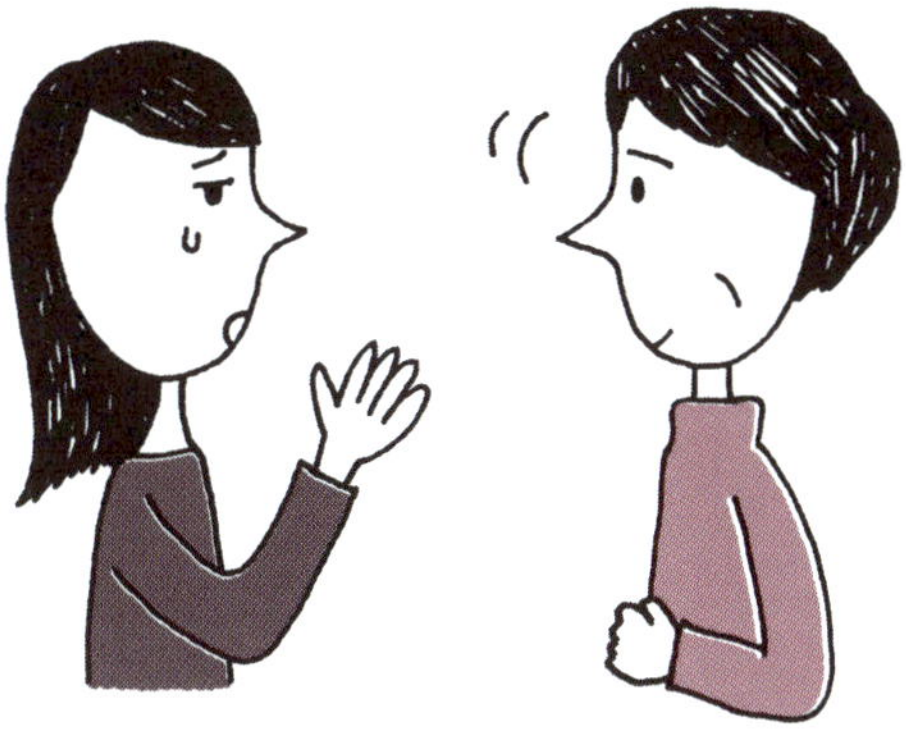

ときには家族を非難することもある。
病気が言わせているのだと考えて、
腹を立てないで聞くようにしたい

自殺に注意する

気分も意欲もすべて落ち込んでいるうつ病では、自殺に至ることが少なくありません。常に自殺の心配はつきまとっています。

徴候に気づく

焦燥感、重度の不眠、ささいなことで怒りやすい、攻撃性、衝動性、イライラ感などが現れる

↓

自殺傾向のリスクが高まる

特に注意する時期

- 若い人がＳＳＲＩを飲みはじめたとき
- 薬の量が変わったとき
- 薬の種類を替えたとき
- 躁うつの混合状態のとき

防ぐ努力をする

主治医に連絡する

- 薬が合っているか検討してもらう
- 薬（特にＳＳＲＩ）を減らす

本人に注意を促す（本人の状態による）

孤立させない

相談してもいい

主治医に相談するほか、下記の機関で電話やインターネット相談などを設けている

- 精神保健福祉センター
- 保健センターや保健所
- こころの耳（ポータルサイト）

家族へ③

家族だけで抱え込まずサポートを得る

家族は何年も本人を支えつづけています。疑問をもったり、不安を感じたりすることもあるでしょう。そんなときには、周囲に援助を頼みましょう。家族にもサポートが必要です。

家族は家族の生活をする

家族は本人の回復を願いながら、それぞれの生活をすることが大切です。家庭の雰囲気を安定させ、それが回復を促します。

しかし共感ばかりもしていられず、つらくなることも。つらい気持ちはだれかに話すことで楽になります。本人に言うわけにはいかないので、外に話せる相手をつくっておきましょう。

うつ病の家族がいることを隠すのは、本人に悪いことをしているような気にさせます。うつ病はだれでもかかる可能性のある病気で、隠すことはありません。困ったり悩んだりしたときには、外に援助を求めましょう。

SNSの使い方に注意

疑問の答えを検索したり、相談したりなど、SNSを使うことがあります。使い方によっては個人情報を公開する危険があります。

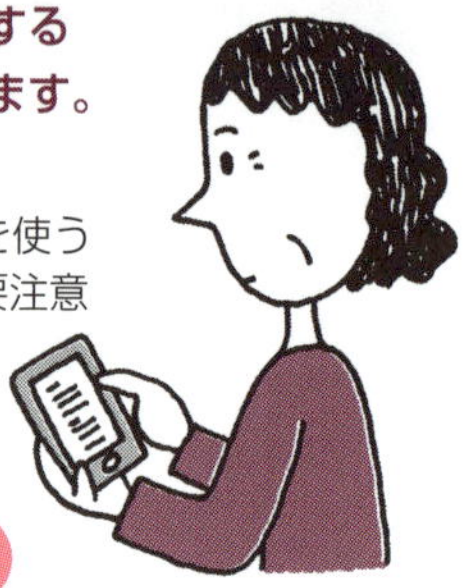

スマホを使うときは要注意

注意点

- 病院で会ったほかの患者さんのことを書かない
- 患者の会などでの他者の発言を勝手に公開しない
- ほかの患者さんや家族の画像を公開しない
- 医師の発言を勝手に公開しない
- 自分の病気や治療法をくわしく書かない
- 職場の上司など、個人を特定できる内容を書かない

Nさんのケース

オープンにしてくれて助かった

両親と同居していました。父親は私にどう接していいのかわからないようで、ほとんど話しかけてこなかったです。

母親は自分の友人や知人に私の病気のことを話し、どこの病院がいいか、どんな先生がいるか、最近はどんな治療法をしているのかなど、多くの情報を集めてきました。そのなかから選んで、私に提案してくれました。おかげで、クリニックを替えることができ、うつ病が治ったと思います。

母親のオープンな姿勢に救われました。いつもクリニックに行くときは付き添ってくれて、「だいじょうぶ、治るよ」と言ってくれたこともうれしかったです。

相談できる相手は

薬が違うのではないか、治療法はこれでよいのかなど、疑問や不安があるときには、だれかに相談しましょう。

医療機関、主治医

患者さんのことをもっともわかっているのが主治医。疑問などはまず主治医に相談を。主治医の所属する医療機関に相談窓口を設けていることもある。ただし、医師には守秘義務があるので、家族でも個人情報は提供できない。本人に了解をとっておく

精神保健福祉センター、保健所

医療、福祉の相談、社会復帰相談など。保健所は心身の病気全般だが、精神保健福祉センターは心の病気専門。精神保健福祉士などが相談にのる

家族の会

医療機関で紹介してもらうか、地域の役所の障害福祉課に聞く。インターネットで探すのもよい。うつ病の知識や医療、福祉の情報交換ができる。体験者が相談を受けていることもある。なにより、自分たちだけでないとわかることは大きな安心

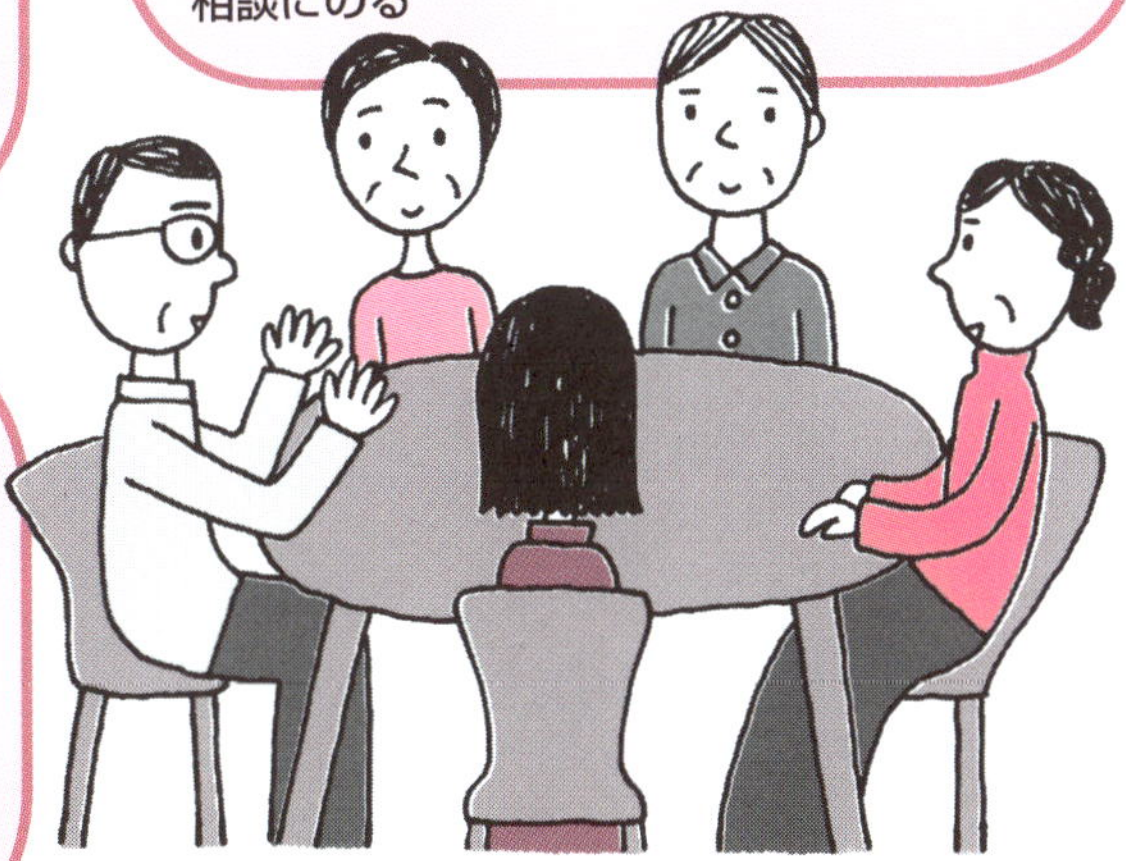

どこで情報を得たらいいか途方に暮れている家族もいる。家族の会に参加して情報を得るのもよい

セカンドオピニオンを求めてもいい

治療に疑問があるなら、セカンドオピニオンを求めてもいいでしょう。まず、今の医師に申し出ます。医師が怒りそうだという人がいますが、医師の都合より自分の人生が大事です。

セカンドオピニオンを求める医師は自分で探します。精神科では検査データなどはないので、問診が中心です。一回で結論は出ず、意見を得られるまで数ヵ月かかることもあります。

セカンドオピニオンは第二の医師ではなく、第二の意見。二つの意見を検討して、どうするかを自分で決め、医師に結果を報告します。転院する場合、もとの医師にも報告しましょう。

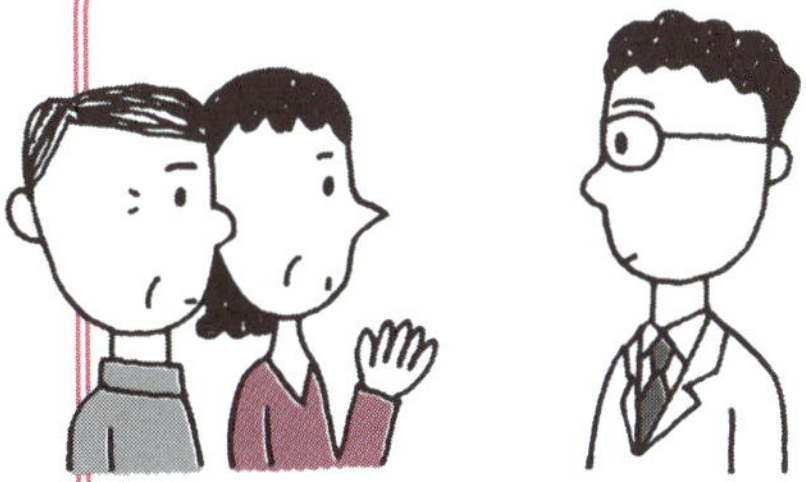

今の医師に申し出て、診療情報提供書、あれば検査データを準備してもらう

うつから抜けるための「五ヵ条」

これまで述べてきたことを、まとめてみました。うつから抜けるためにも、ときどきみて再認識しましょう。コピーや書き写すなどして、目につくところに貼っておくのもいいでしょう。

一　今日のことだけ考えて過ごす

・過ぎたこと、先のことを考えず、今日のことだけ考えて過ごす

・同じことをくよくよ考えるのをやめ、脳と心を休める

・好きなことをしてよいが、寝たきりはよくない

一　他力本願では回復しない

・医者まかせ薬まかせでは回復しない

・療養で落ちた体力、自信、ストレス抵抗力は薬では治せない

・休んでよくなるのであれば、とっくに治っている。作戦を変える必要がある

一 リカバリー（回復）への希望をもつ

・回復しないのは原因がある
・進行性の病気ではない
・時間と工夫（薬の調整も含めて）しだいでリカバリーする

一 いい加減で、なんとかなると自然に思えるようになること

・なんとかなるという、楽観主義をもつ（落ち込んでも自力で立ち直れるようになること）
・いやなことがあったら、ジャマイカ（じゃーまあいいかと考えるようにする）
・周囲を意識してのまじめ、がんばり、完璧主義に陥らない

一 ゴールは普通の生活ができるようになること

本書で解説している内容の一部には、
監修者の私見によるものもあります。

健康ライブラリー イラスト版

なかなか治《なお》らない難治性《なんちせい》のうつ病《びょう》を治《なお》す本《ほん》

2019年7月16日 第1刷発行

監　修	田島　治（たじま・おさむ）
発行者	渡瀬昌彦
発行所	株式会社講談社

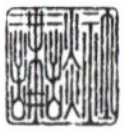

東京都文京区音羽二丁目12-21
郵便番号 112-8001
電話番号 編集 03-5395-3560
販売 03-5395-4415
業務 03-5395-3615

印刷所	凸版印刷株式会社
製本所	株式会社若林製本工場

N.D.C. 493 99p 21cm

ISBN978-4-06-516188-3

■監修者プロフィール
田島 治（たじま・おさむ）
杏林大学医学部精神科助教授、同大学保健学部教授を経て、はるの・こころみクリニック院長、杏林大学名誉教授。うつ病、不安症の診療では、長期化した患者さんへの減薬・断薬を視野に入れた「引く治療」をおこなう。向精神薬の歴史や抗うつ薬の副作用の研究で世界的な権威である英国のディヴィッド・ヒーリー教授との交友を通じて、その著作と活動を日本に紹介している。ヒーリー著の主な訳書に『抗うつ薬の時代——うつ病治療薬の光と影』（共訳、星和書店）、『ファルマゲドン——背信の医薬』（監訳、みすず書房）など。クリニックでの診療のほか、専門家向けに薬物療法に関する講演もおこなう。主な著書に『こころのくすり最新事情』『抗うつ薬の真実』（いずれも星和書店）、『精神医療の静かな革命——向精神薬の光と影』（勉誠出版）、『薬で治すそうとうつの時代』（ごま書房）などがある。

■参考文献

田島治『抗うつ薬の真実』（星和書店）

田島治『薬で治すそうとうつの時代』（ごま書房）

布施豊正『心の危機と民族文化療法』（中公新書）

古川壽亮ほか監訳『慢性うつ病の精神療法——CBASPの理論と技法』（医学書院）

有馬秀晃監修『うつ病の人に言っていいこと・いけないこと』（講談社健康ライブラリー）

野村総一郎監修『新版 双極性障害のことがよくわかる本』（講談社健康ライブラリー）

日本うつ病学会治療ガイドラインⅡ．（2016年7月31日　第2回改訂）

●編集協力　オフィス201（新保寛子）
●カバーデザイン　松本 桂
●カバーイラスト　長谷川貴子
●本文デザイン　新谷雅宣
●本文イラスト　サノマキコ　千田和幸